Preparándome para mi visita al dentista

Preparando a los niños para una mejor salud bucal

Este libro pertenece a:

_____

Escrito por Dr. Fei Zheng-Ward   Ilustrado por Moch. Fajar Shobaru

Traducido al español por Benjamin Sanabria Azurduy

Derechos de autor © 2024 Fei Zheng-Ward

Todos los derechos están reservados. Publicado por Fei Zheng-Ward, un sello de FZWbooks. Ninguna parte de este libro puede copiarse, reproducirse, grabarse, transmitirse o almacenarse por ningún medio o forma, electrónica o mecánica, sin obtener el permiso previo por escrito del propietario de los derechos de autor.

Identificadores: ISBN 979-8-89318-056-5 (libro electronico)
ISBN 979-8-89318-057-2 (libro de bolsillo)

Tus dientes te ayudan a masticar tus comidas favoritas y a pronunciar tus palabras preferidas, además de darte una hermosa sonrisa.

Por eso es importante cuidarlos bien.

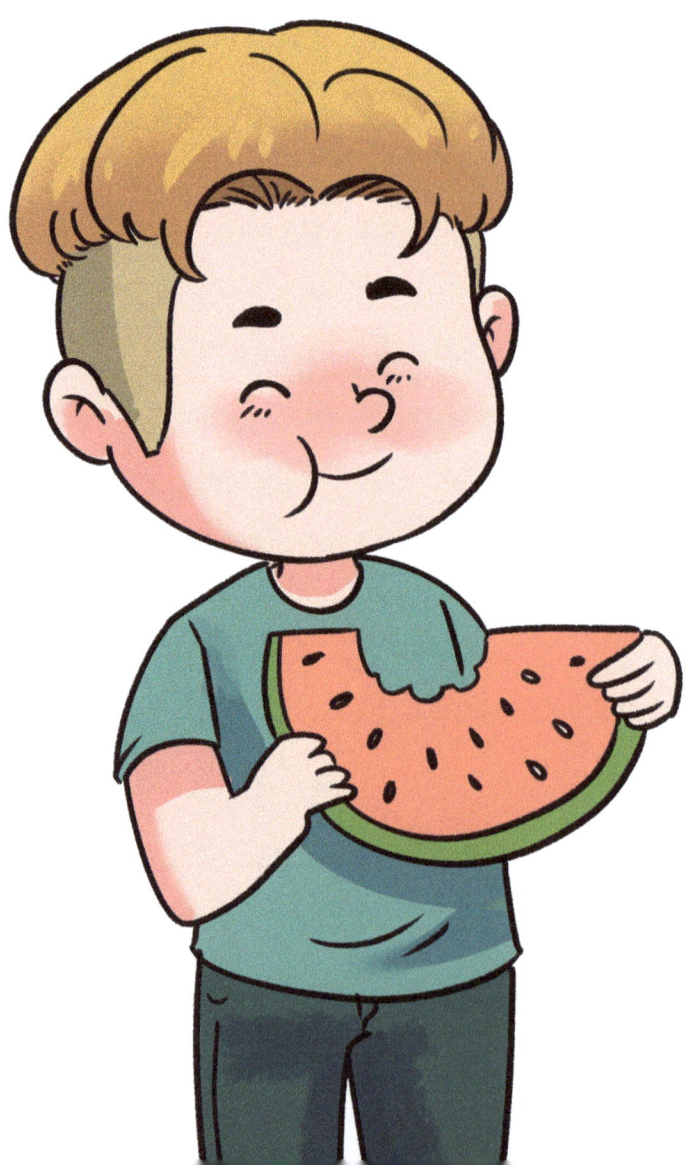

¿Cuántos dientes tienes?

Escribe tu respuesta aquí: _____

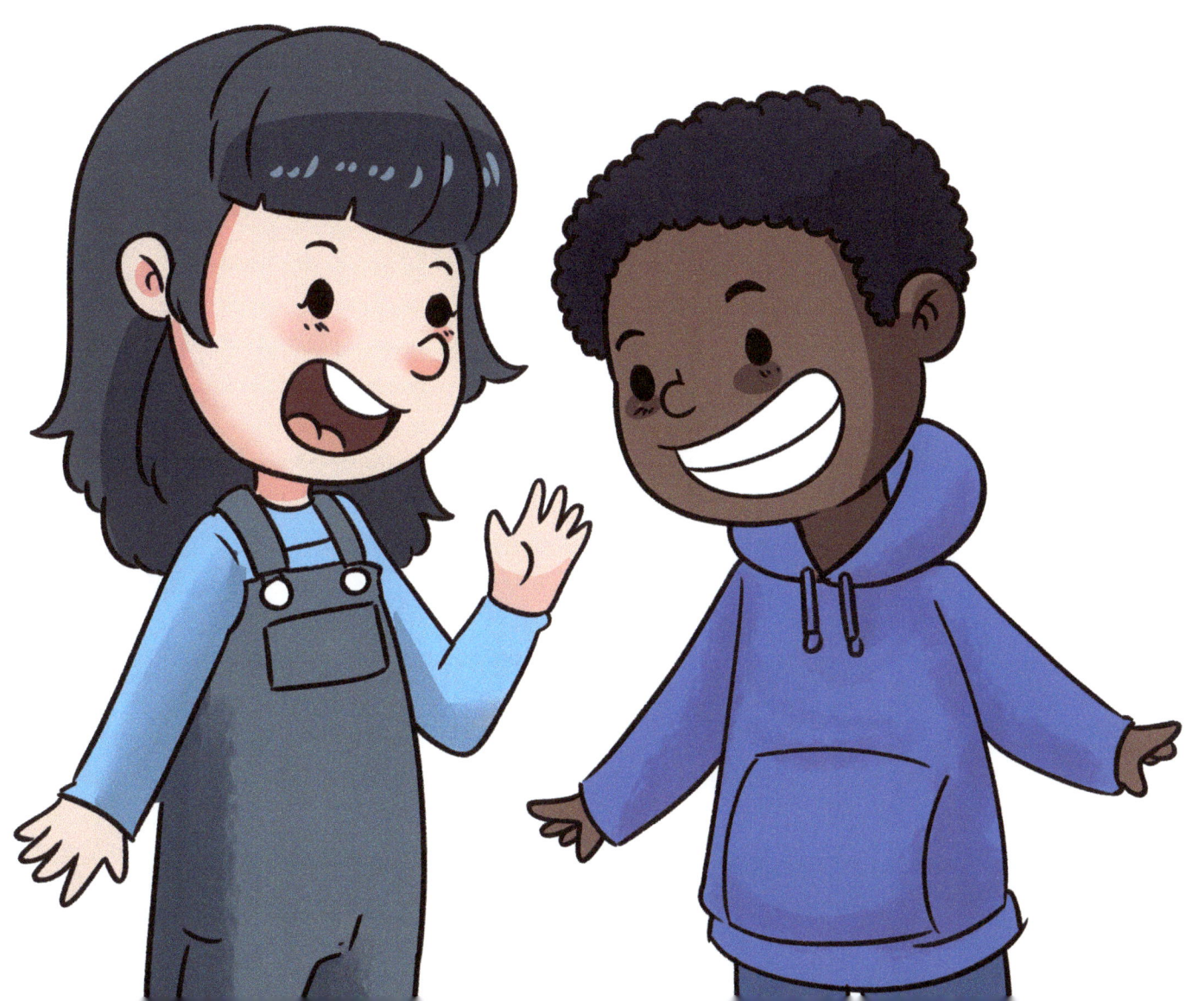

Un dentista es un doctor que ayuda a mantener los dientes y la boca sanos.

Tu mamá, papá, abuela y abuelo también van al dentista.

¿Sabías que los perros y los gatos también se revisan los dientes?

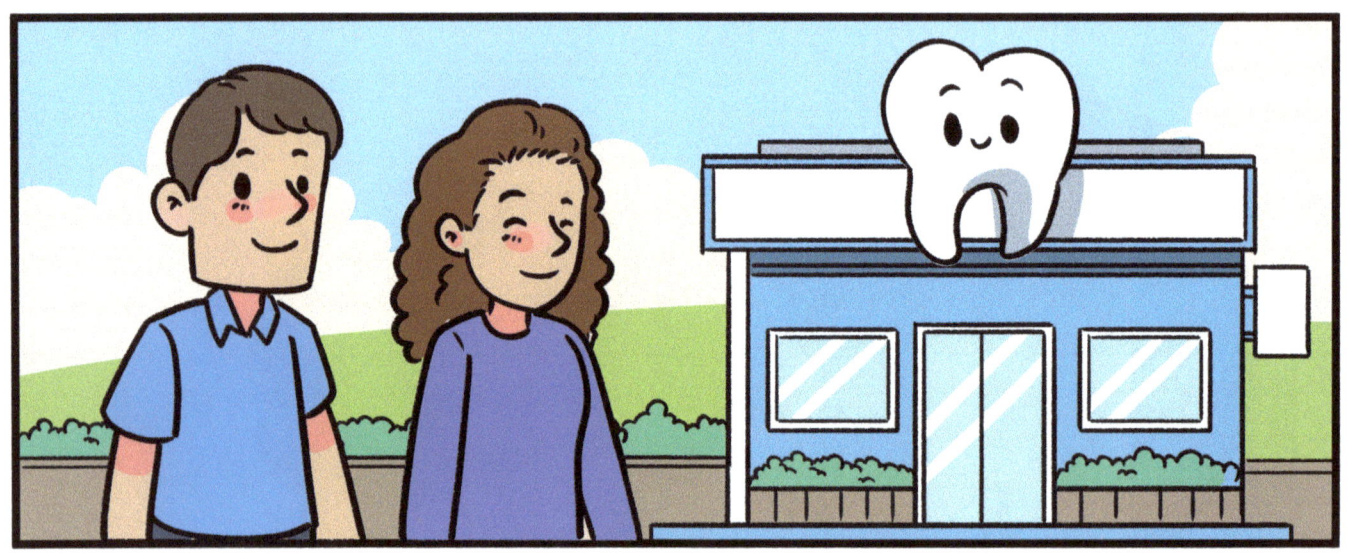

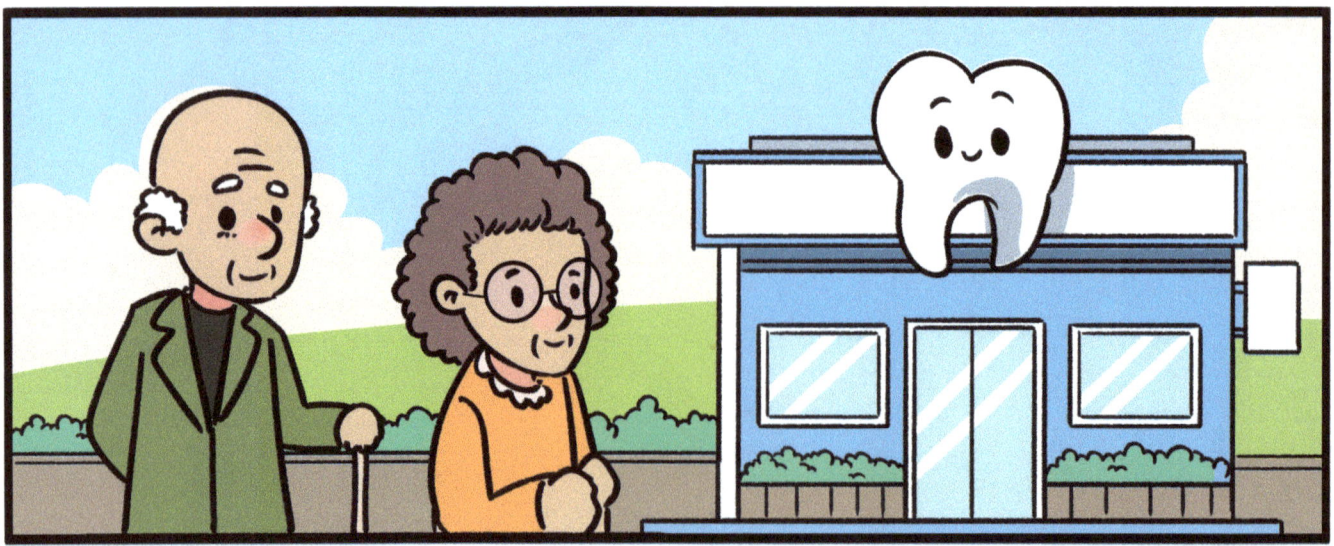

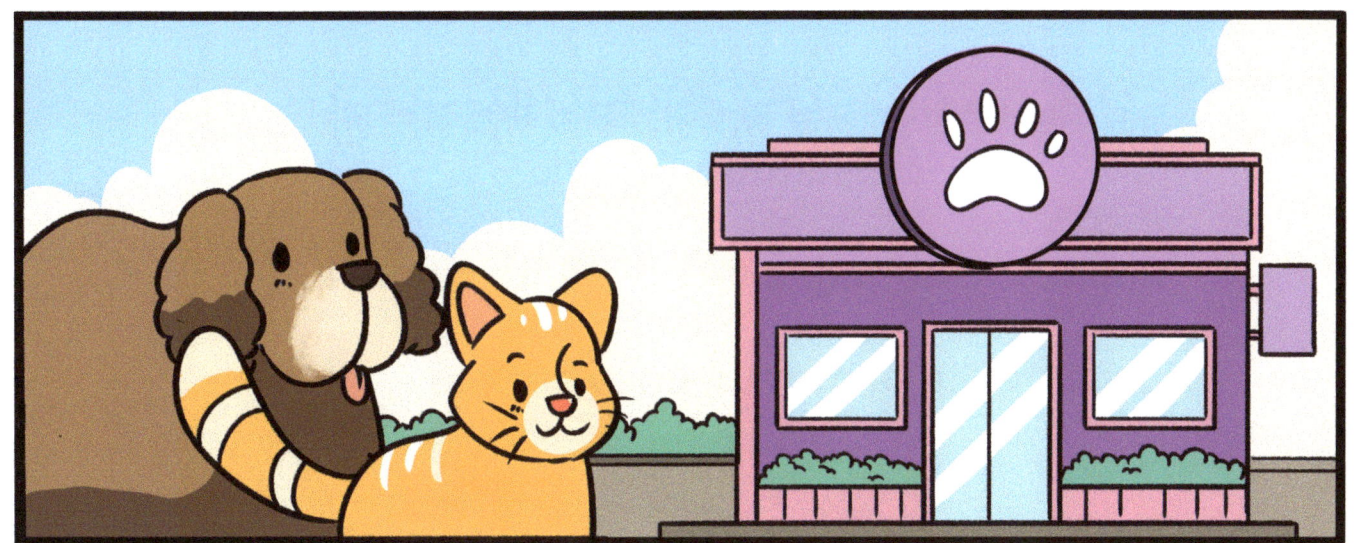

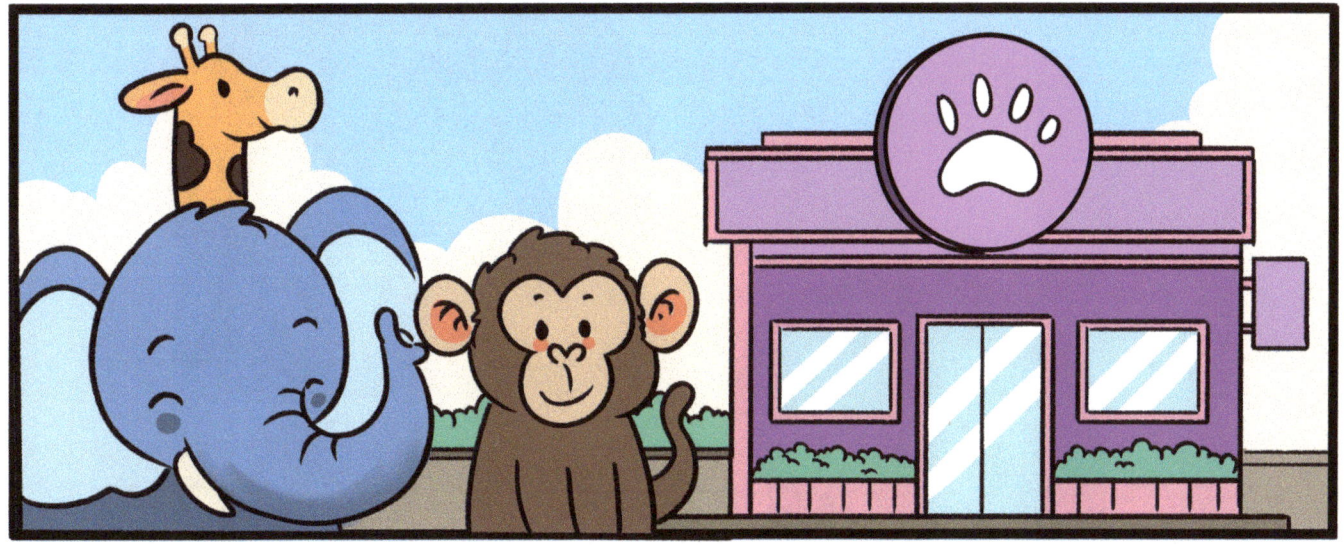

Y los animales del zoológico también.

Ya sea que tengas 1 diente o 32, todo el mundo va al dentista.

¿Has ido al dentista antes?

Encierra tu respuesta en un círculo: Sí   o   No

El día de tu visita al dentista, llegarás al consultorio dental.

Puedes llevar tu juguete o manta favorita.

Puede que te sientas un poco nervioso, y eso está bien.

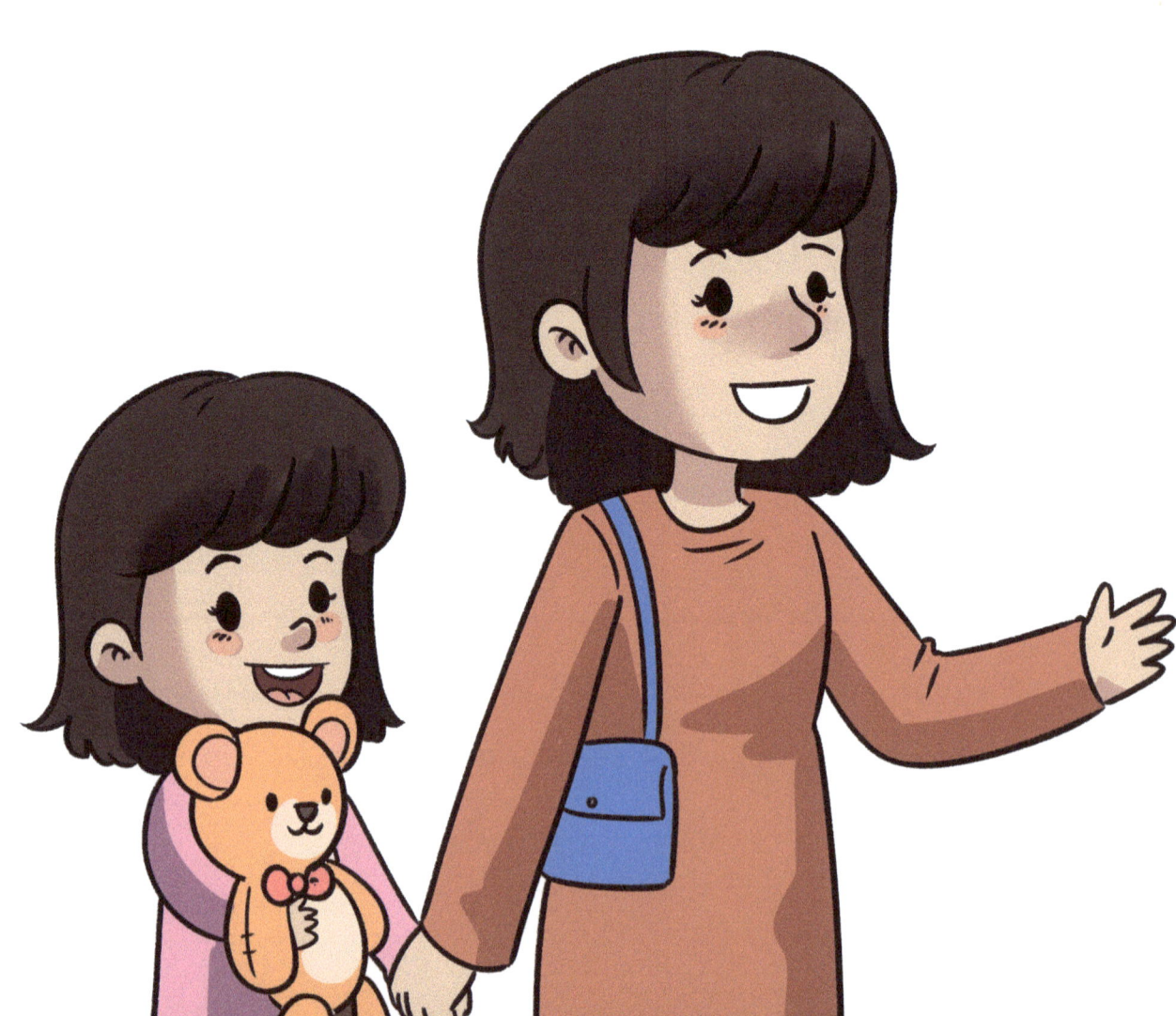

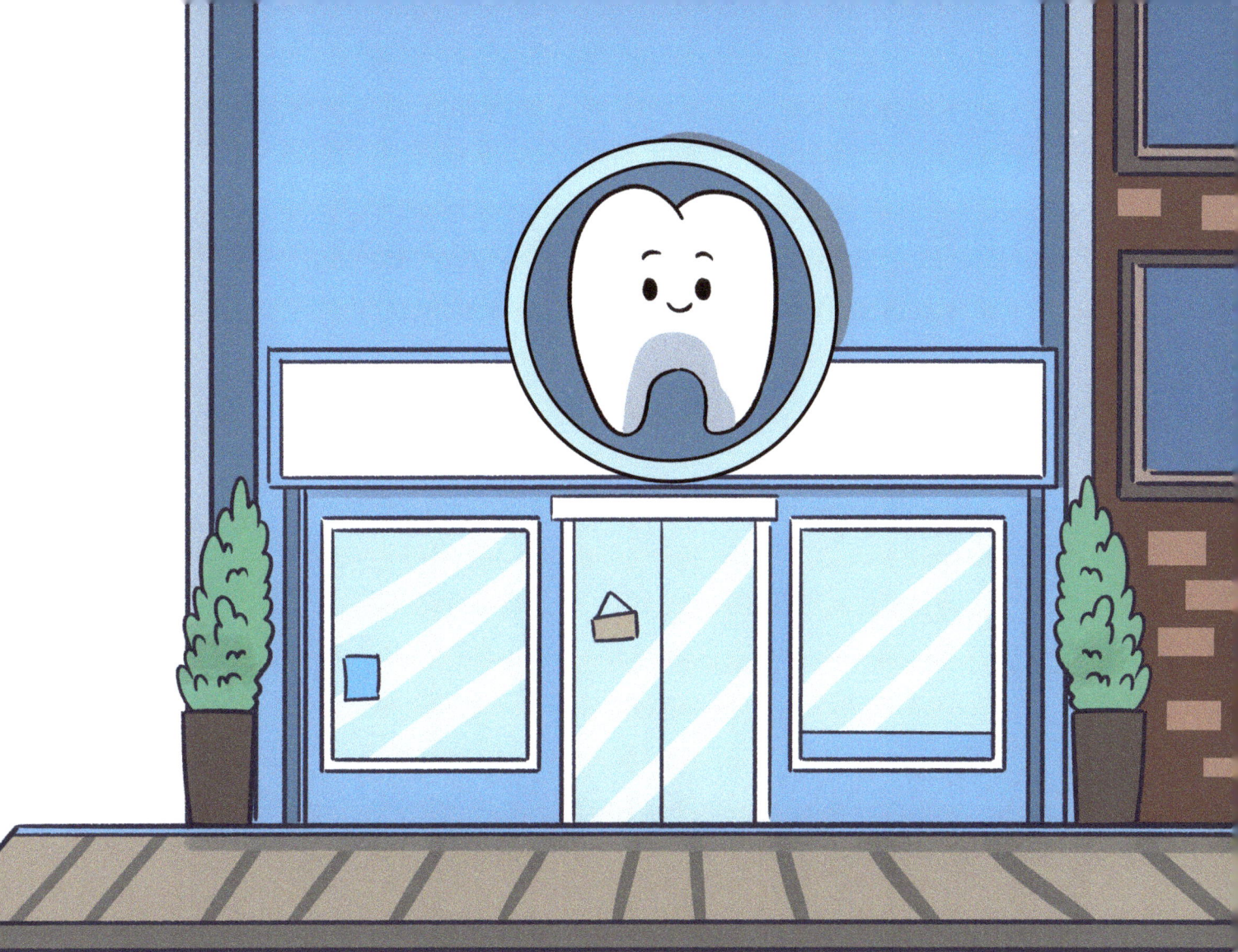

¿Qué planeas llevar contigo?

Escribe tu respuesta aquí:

_____

Te registrarás en la recepción y les darás tu nombre y fecha de nacimiento.

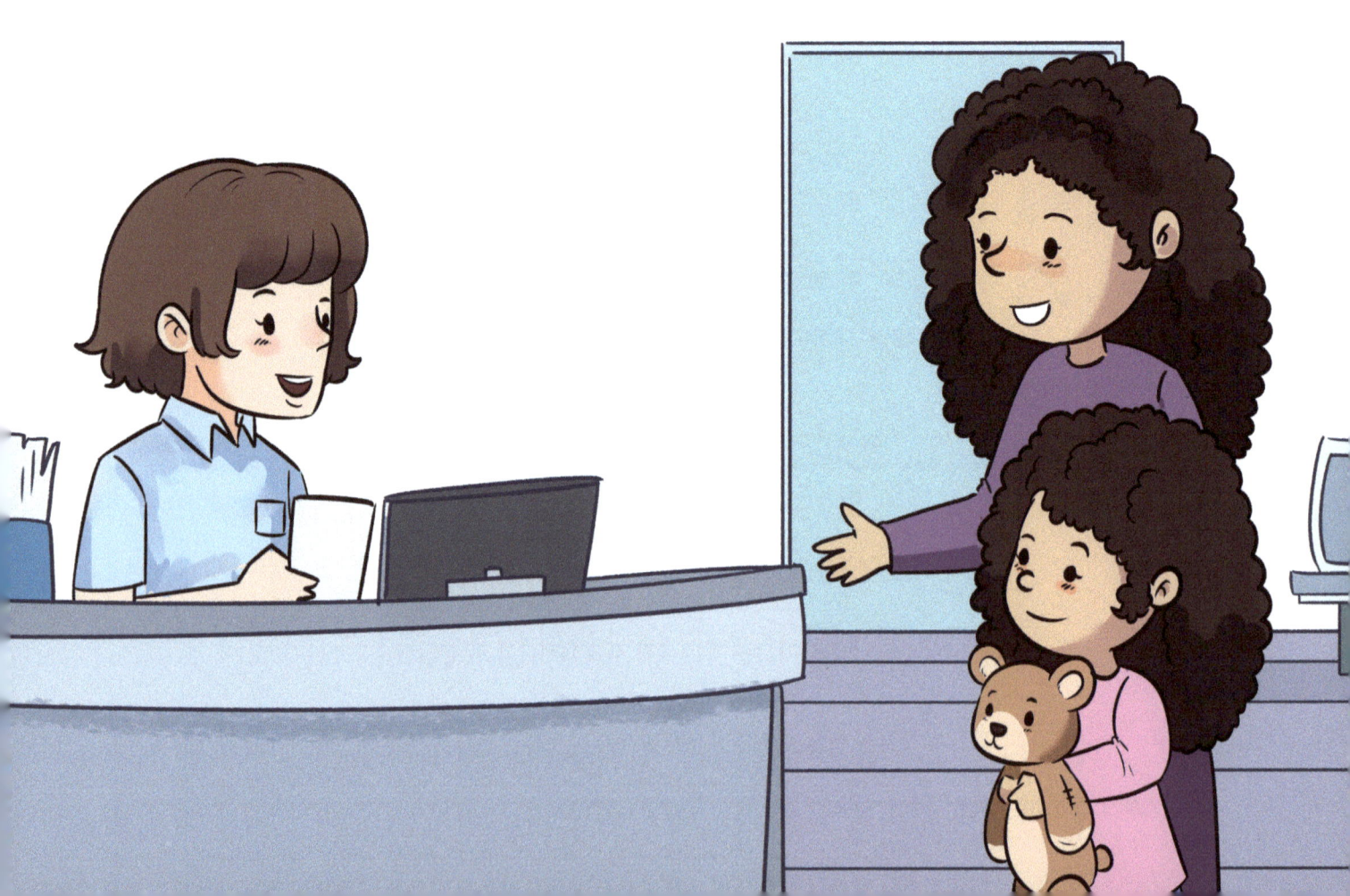

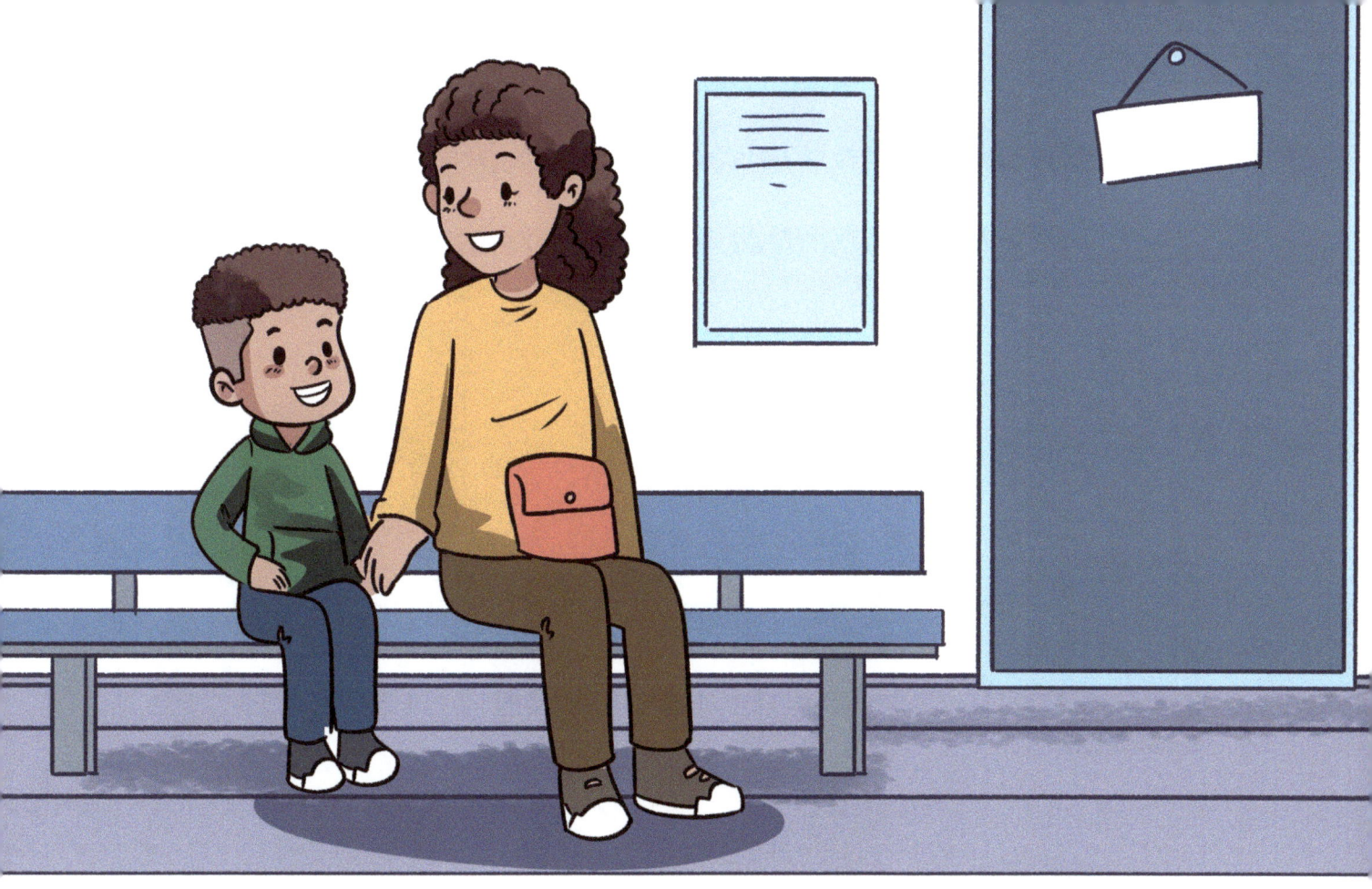

Después de registrarte, tú y tu padre, madre o tutor esperarán en la sala de espera hasta que el dentista esté listo para atenderte.

_____, ¡tú puedes!
(Escribe tu nombre sobre la línea)

¡Todos están aquí para apoyarte!

Echemos un vistazo a la sala que han preparado para ti.

¿Puedes encontrar lo siguiente en la sala?

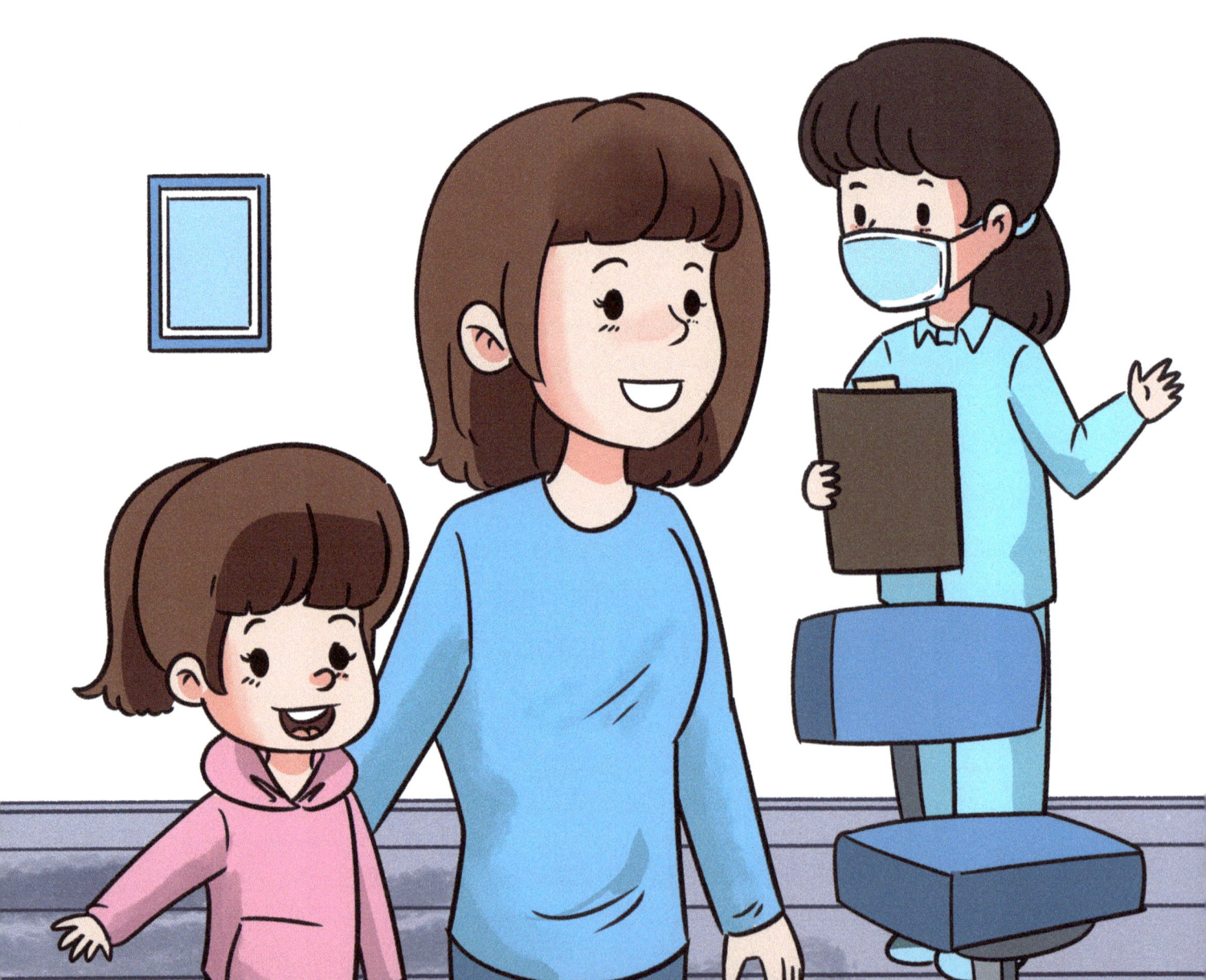

1. Una silla grande que se puede mover hacia arriba y hacia abajo
2. Una luz brillante que el dentista usa para ver dentro de tu boca
3. Una silla para tu padre, tutor o tu juguete favorito
4. El ayudante del dentista con una mascarilla
5. Un monitor para que veas un programa mientras el dentista revisa tus dientes

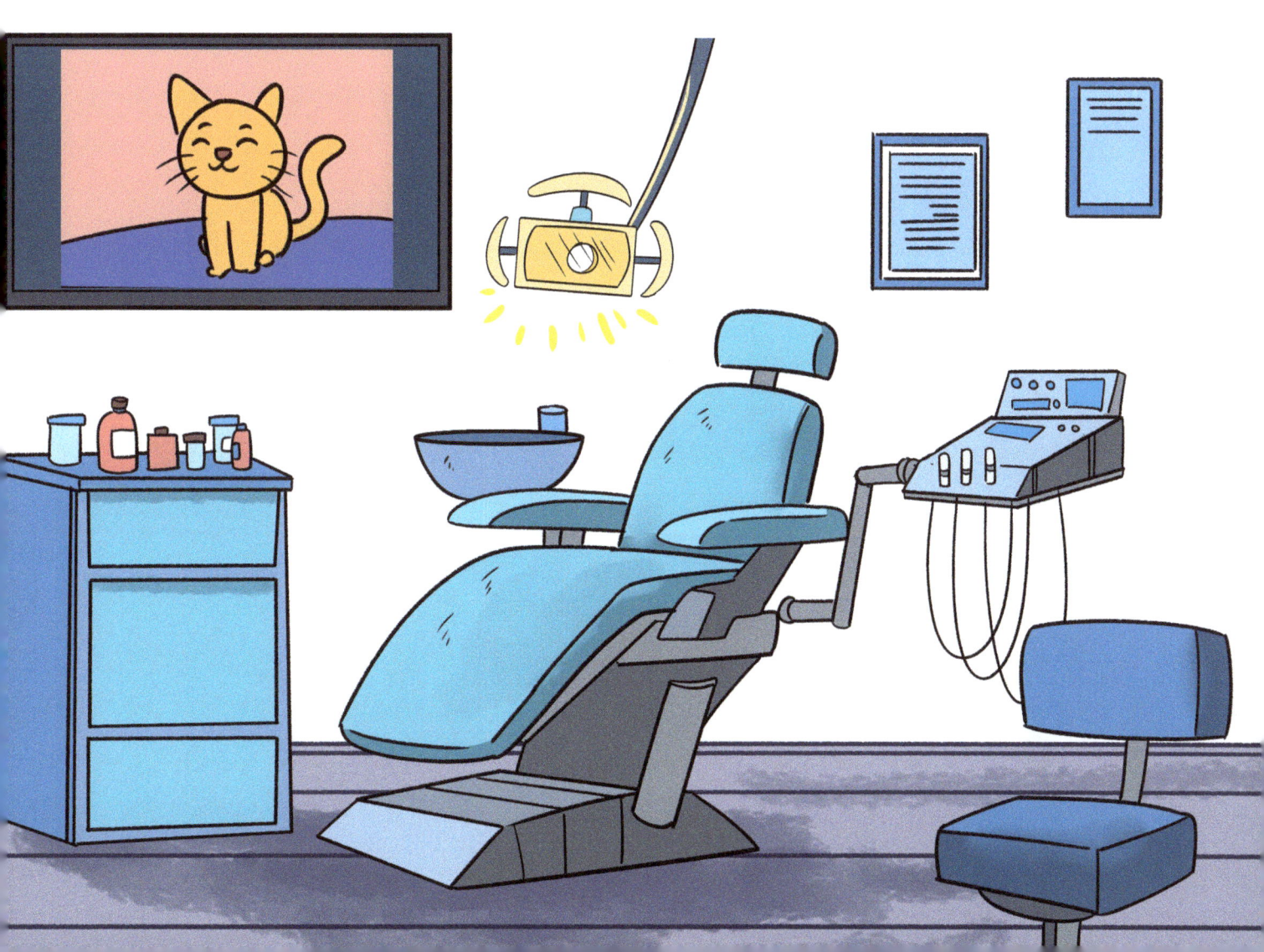

Después de sentarte en esa gran silla especial, puedes preguntar si puedes subir y bajar en ella.

¡Qué genial, ¿verdad?!

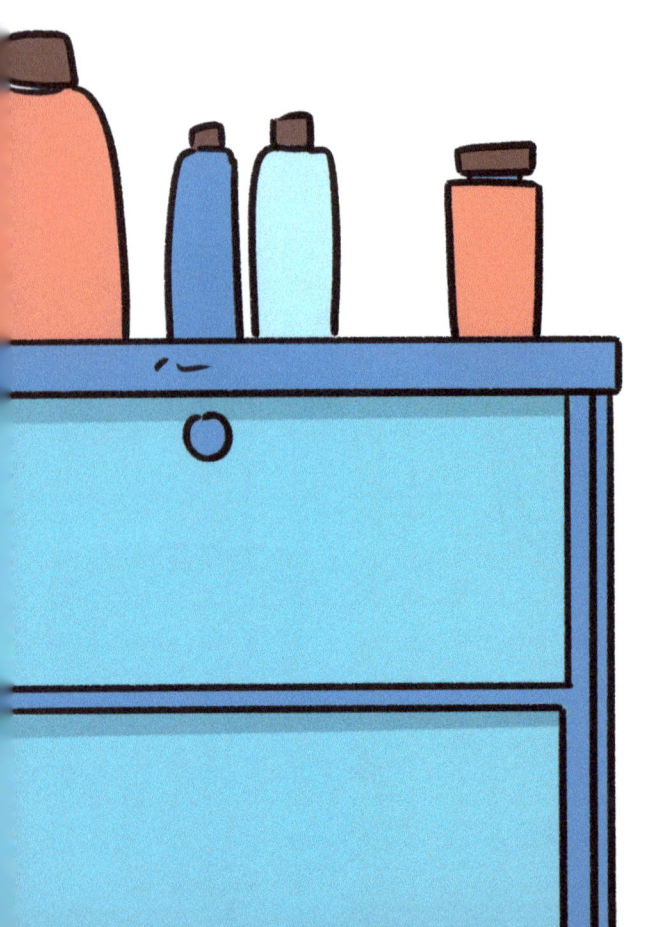
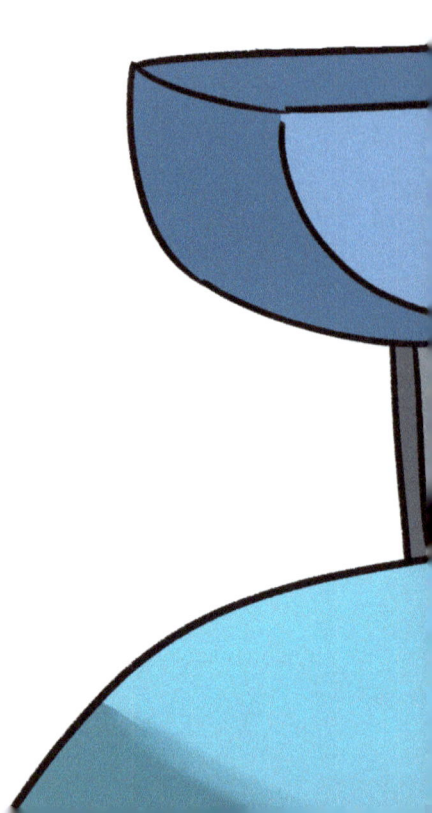

Relaja tus músculos y recuéstate en la silla.

¡Es muy cómoda!

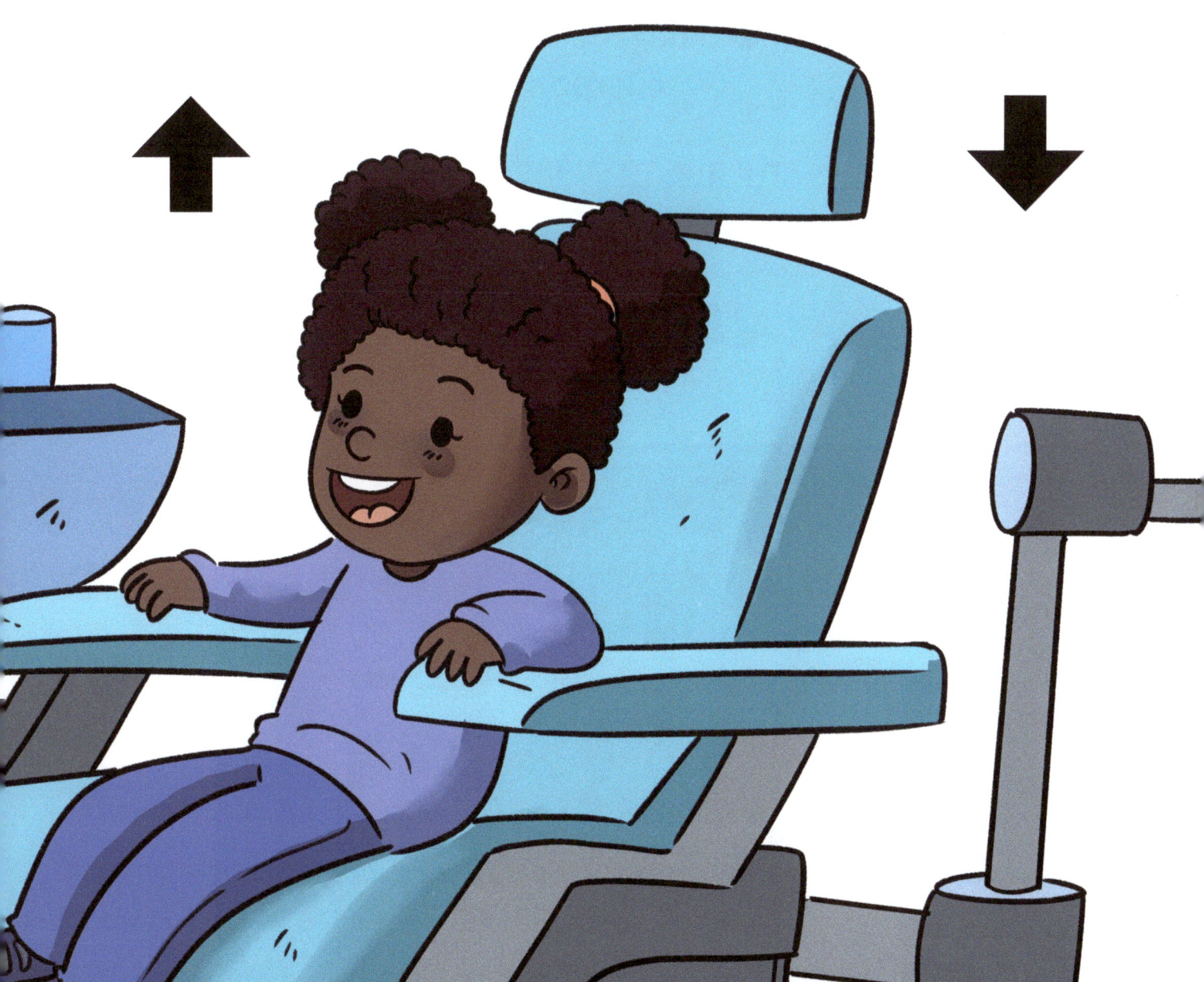

A veces te toman radiografías para ver el interior de tus dientes, cómo están creciendo y si tienes caries.

Te pondrán un delantal grande para la sesión de fotos porque no necesitan imágenes de las otras partes de tu cuerpo.

No olvides quedarte quieto cuando te tomen las fotos de tus dientes.

¿Estás listo?

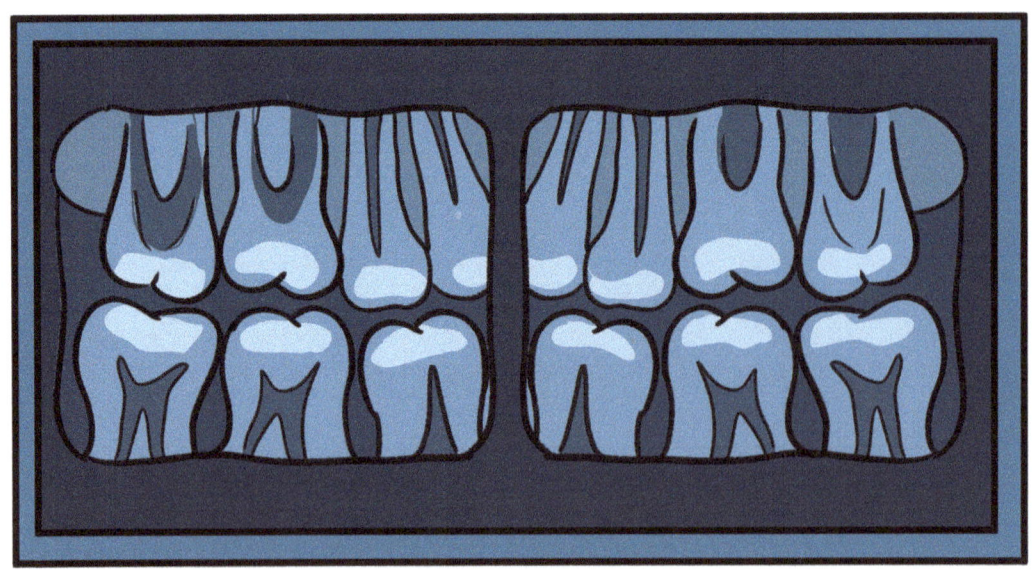

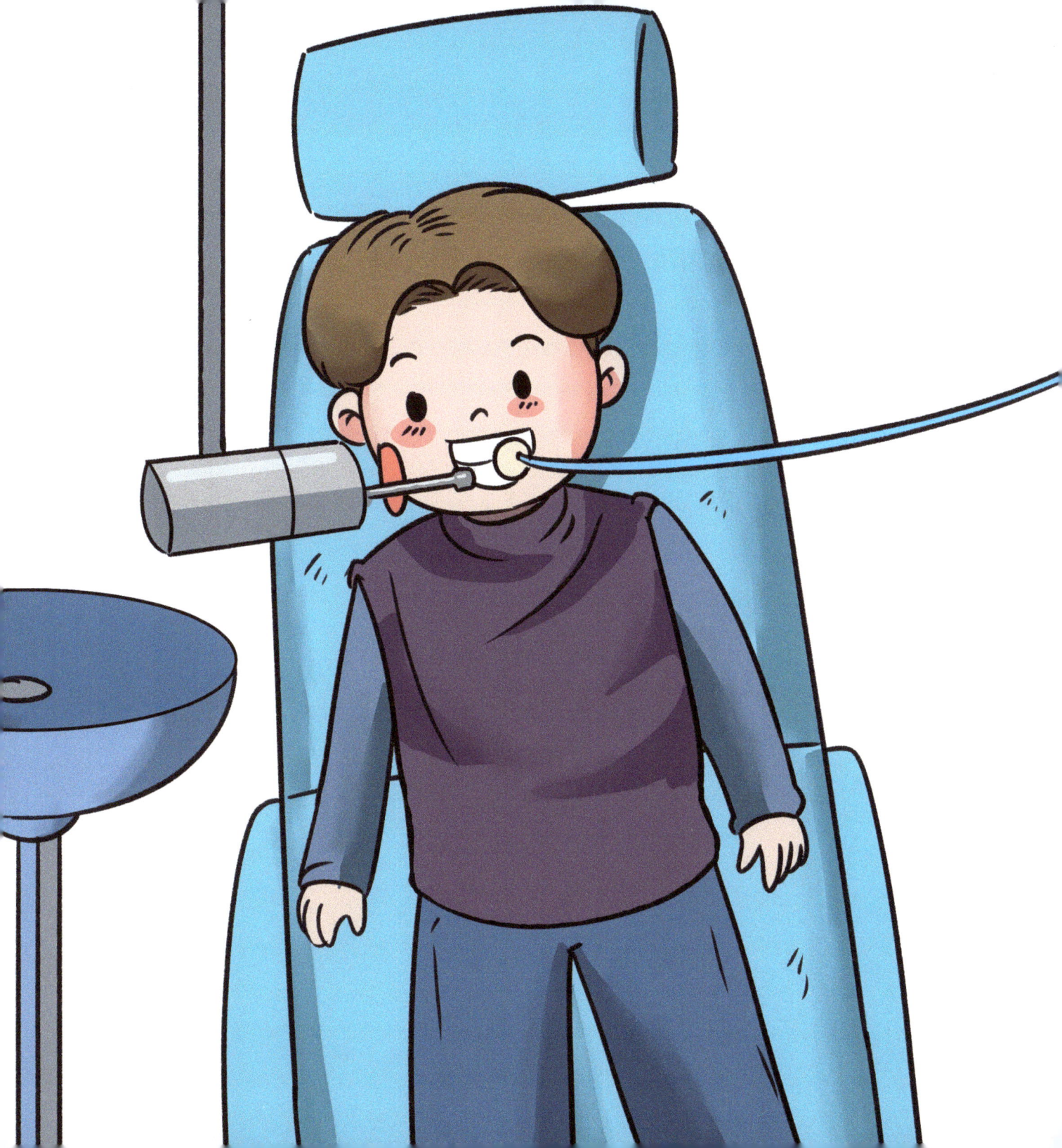

Antes de que empiecen a limpiar tus dientes, te pondrán un babero de papel.

Pronto conocerás a tu dentista, que es amable, cuidadoso y gentil.

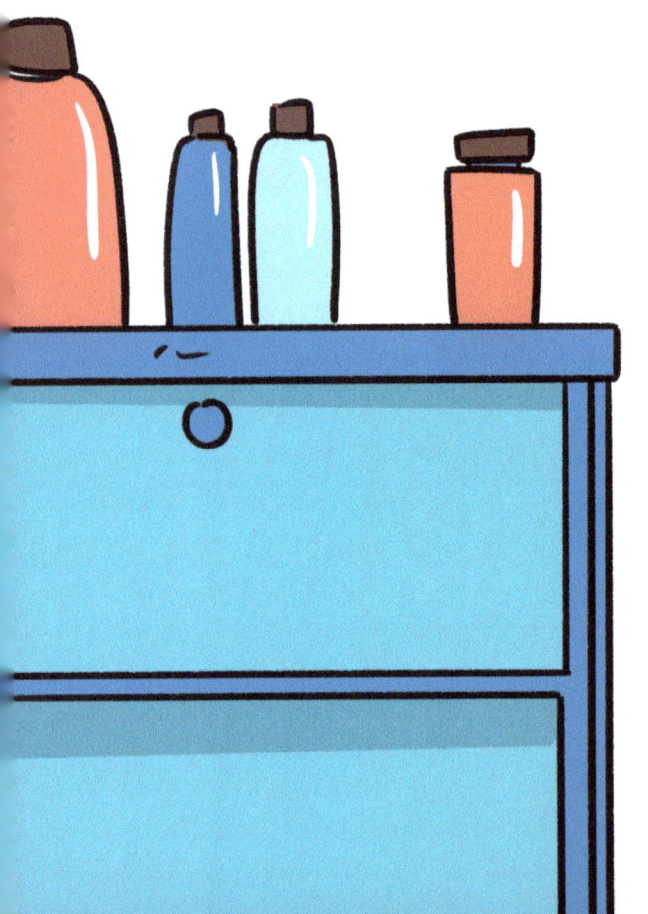

¿Sabías que a tu dentista le encanta mostrarte su sonrisa y también le gustaría ver la tuya?

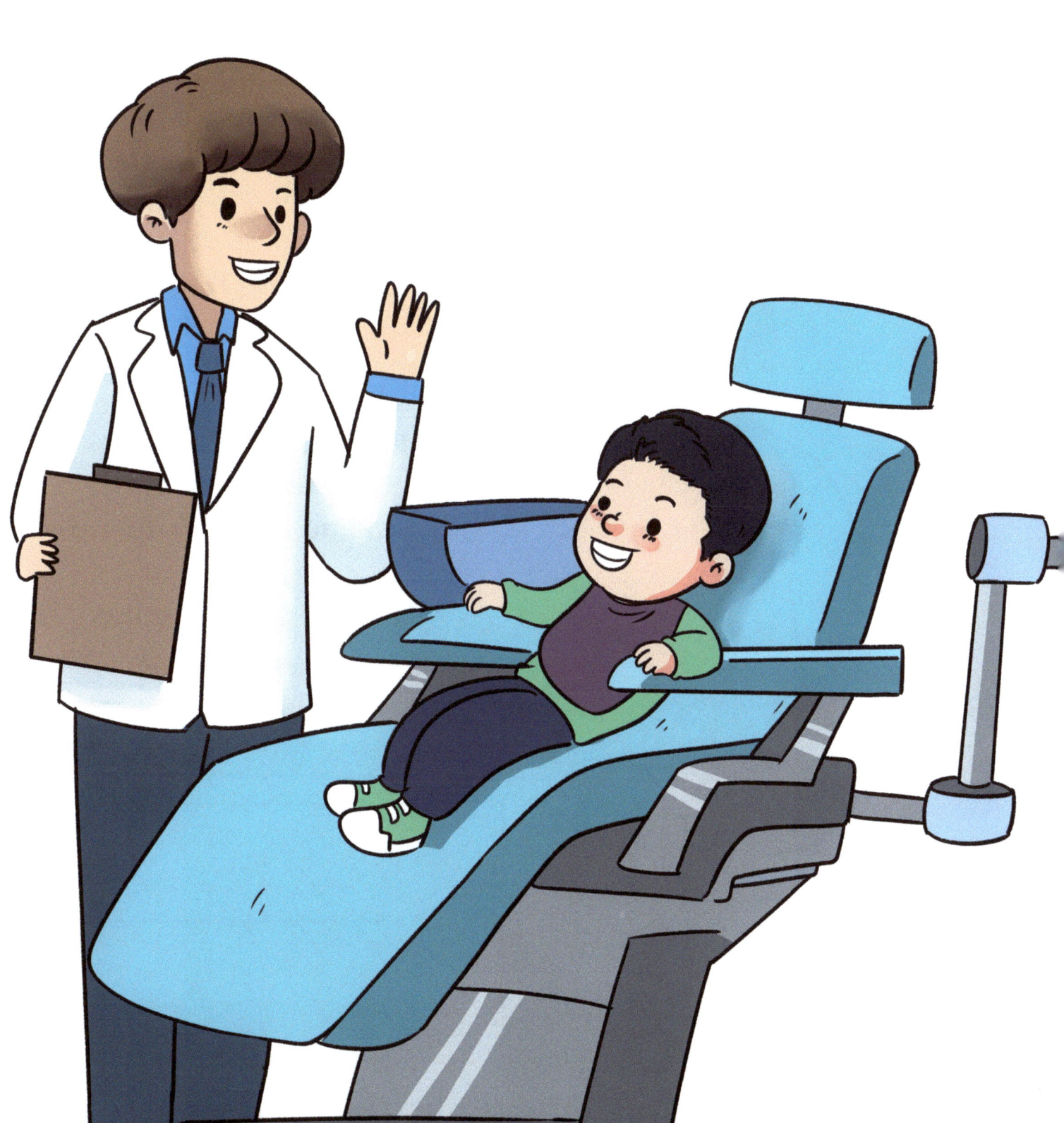

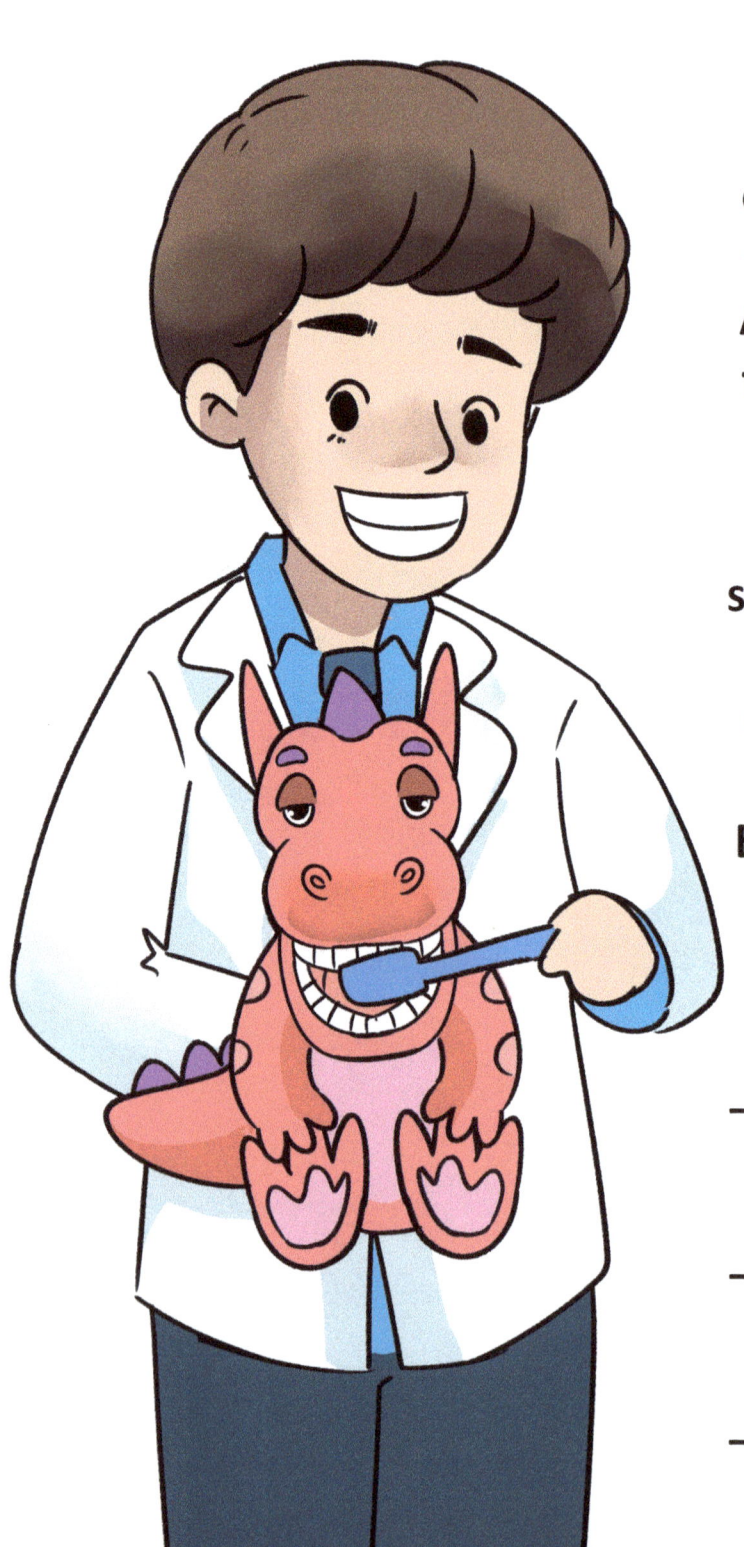

Tu dentista te mostrará cómo cepillarte los dientes y usar el hilo dental. Aprenderás a limpiar tus dientes todos los días.

Si tienes preguntas sobre cómo cuidar tus dientes, no tengas miedo de preguntar.

Escribe tus preguntas aquí:

_____

_____

_____

¿Usas hilo dental todos los días?

____ SÍ   ____ NO

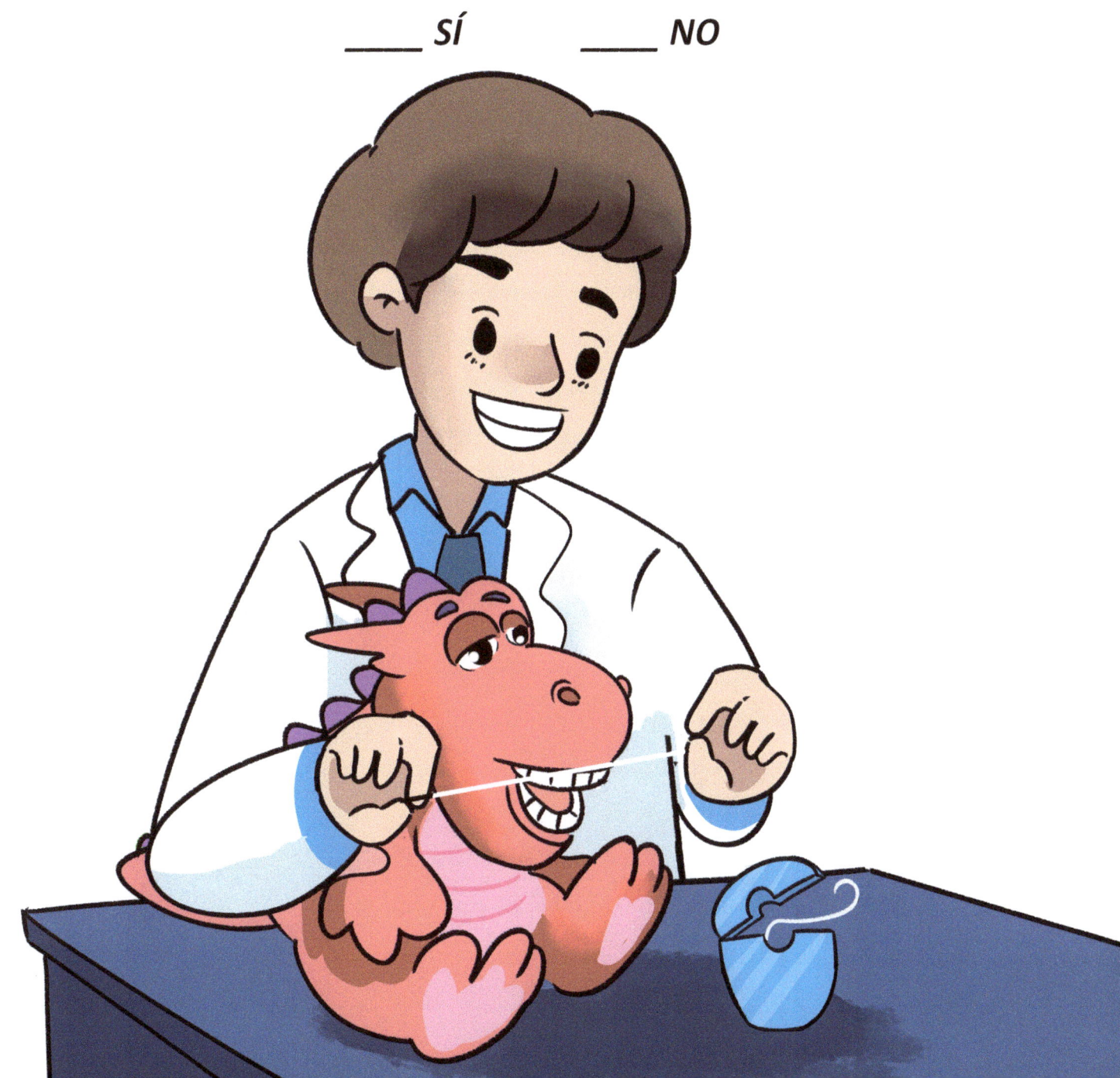

Tu dentista mirará dentro de tu boca con la luz brillante para examinar tus dientes y encías y asegurarse de que se mantengan saludables.

Revisarán si hay agujeros en tus dientes, conocidos como caries, causados por los bichos del azúcar que comen dientes.

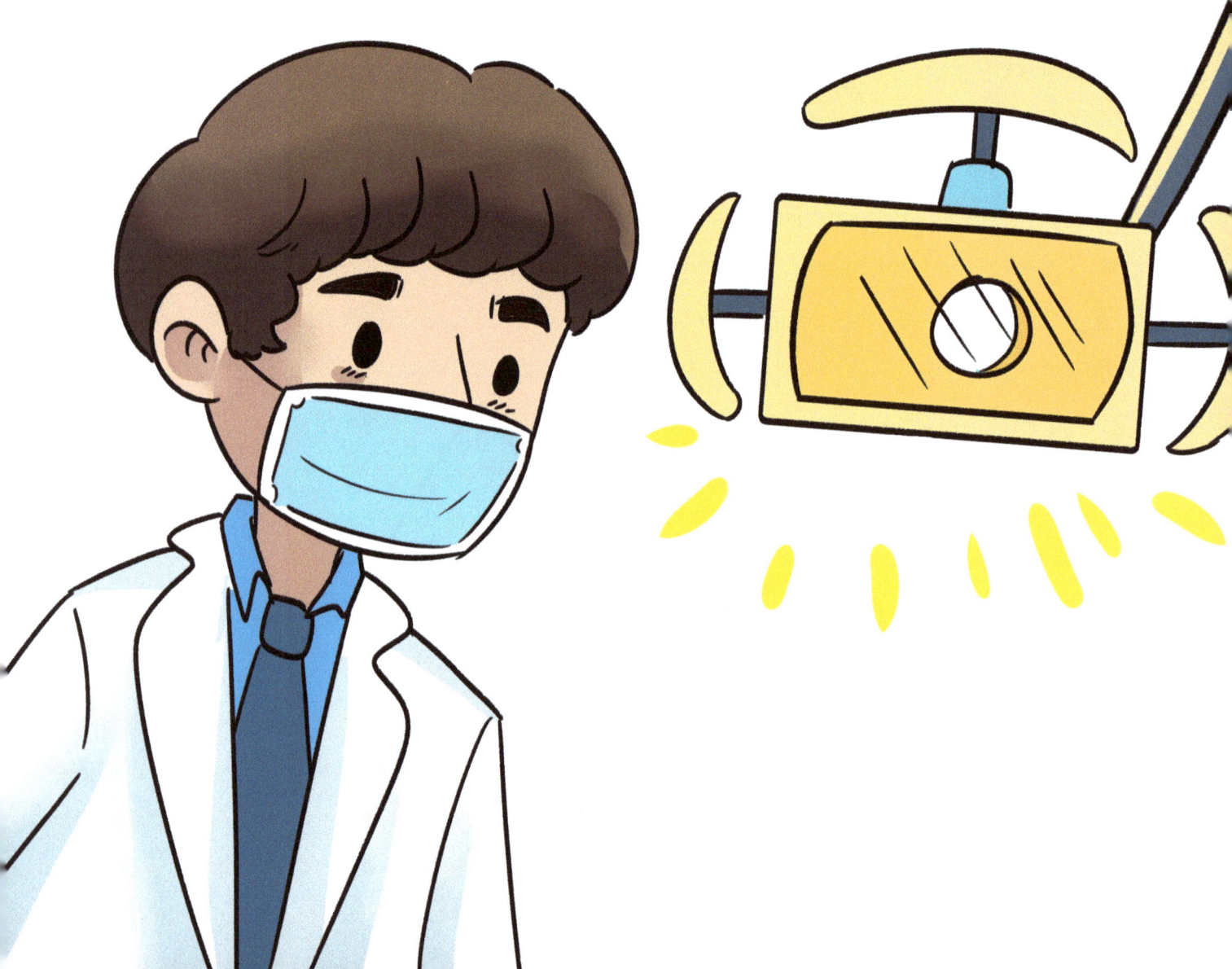

Dato curioso: **A los bichos del azúcar les gusta comer tus dientes, pero puedes ayudar a detenerlos comiendo menos dulces, cepillándote los dientes 2 veces al día (una por la mañana y otra antes de acostarte) y usando hilo dental todos los días.**

Cepillarte los dientes después del almuerzo también puede ayudar.

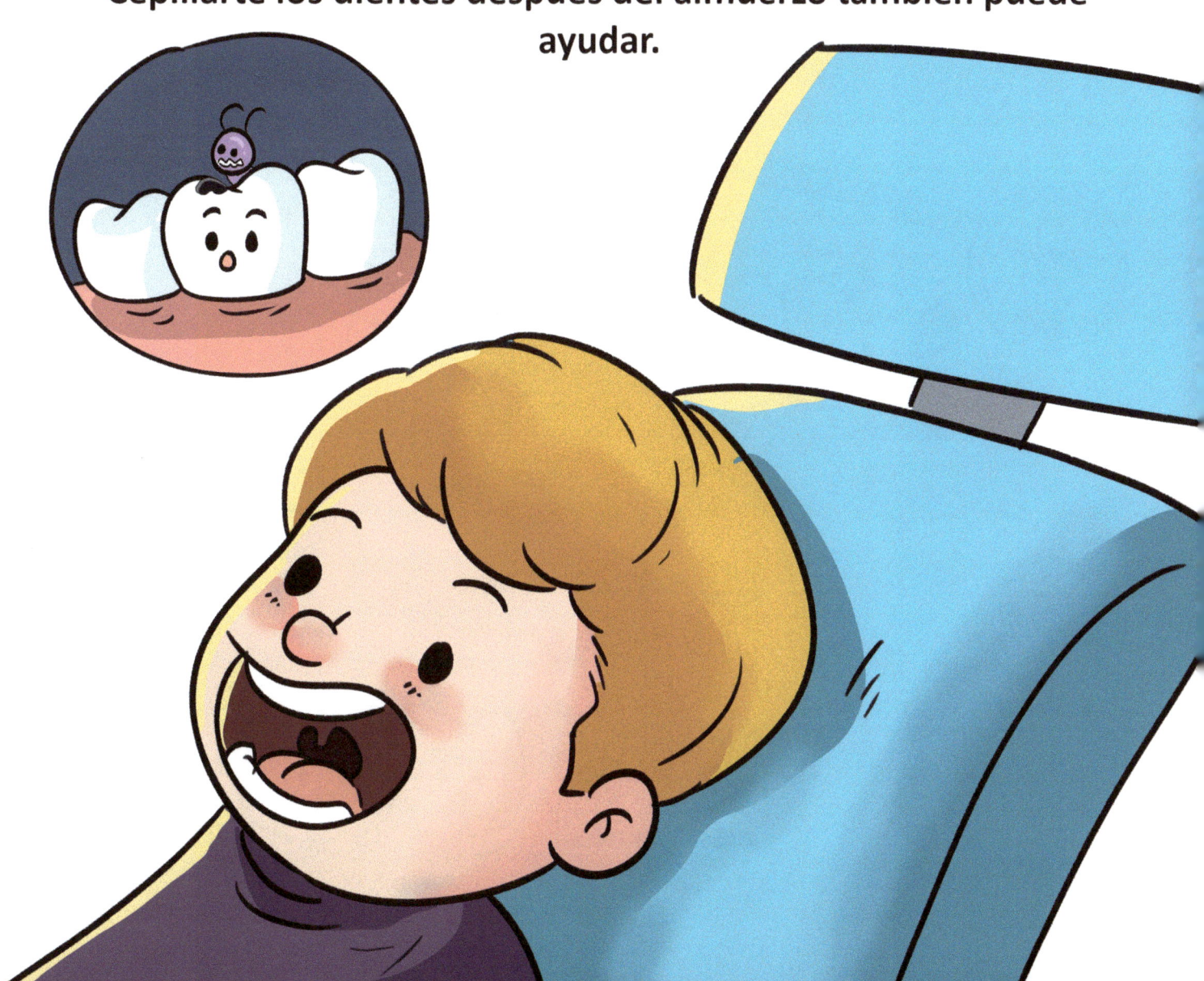

No te preocupes. Tu dentista te ayudará a limpiar tus dientes.

Puede que utilicen herramientas como un pequeño espejo para revisar tus dientes, una pequeña pistola de agua que rocía suavemente agua en tu boca, y una especie de popote que succiona el agua y los bichos.

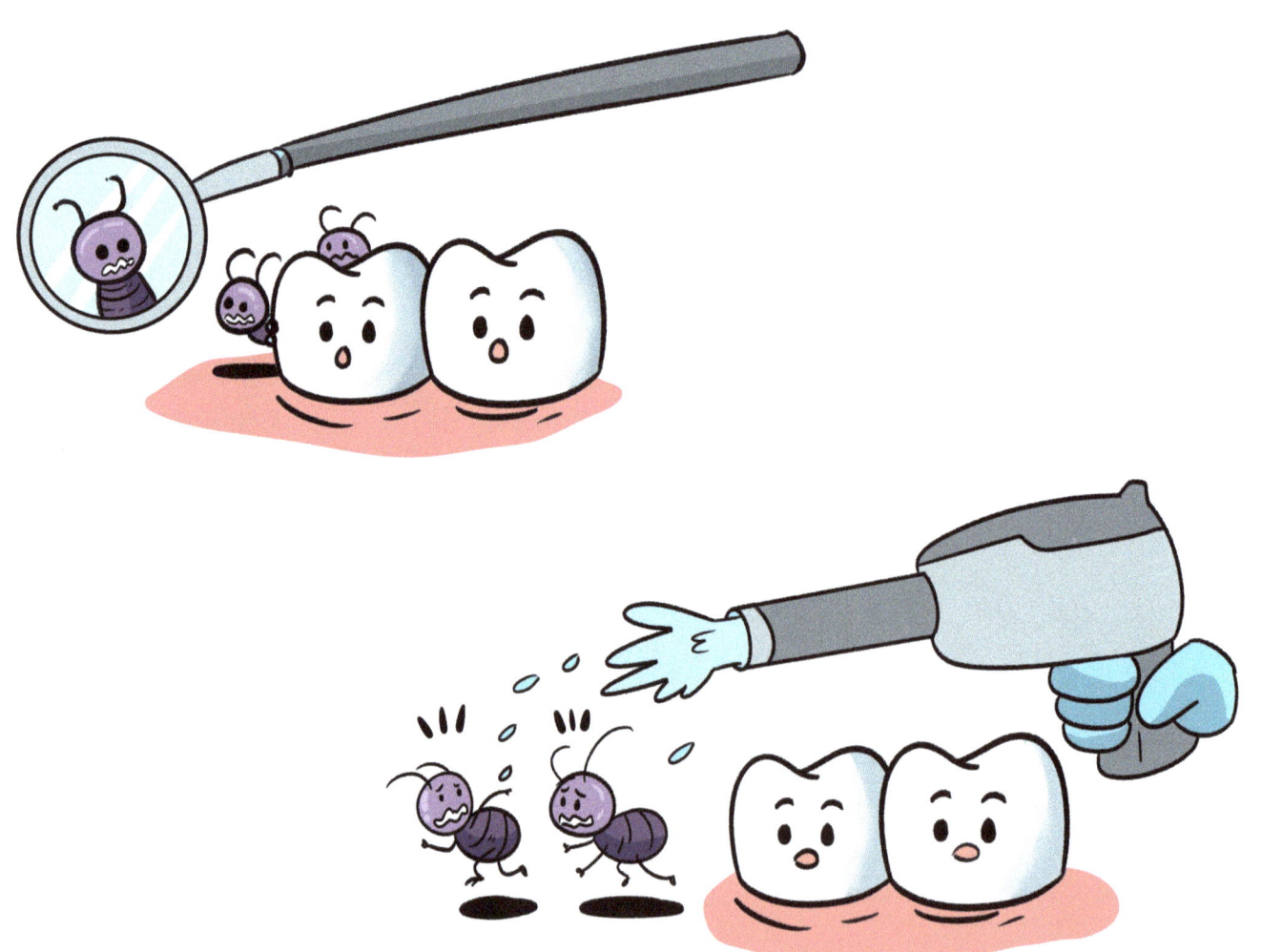

Estas herramientas son armas geniales utilizadas para mantener tus dientes limpios.

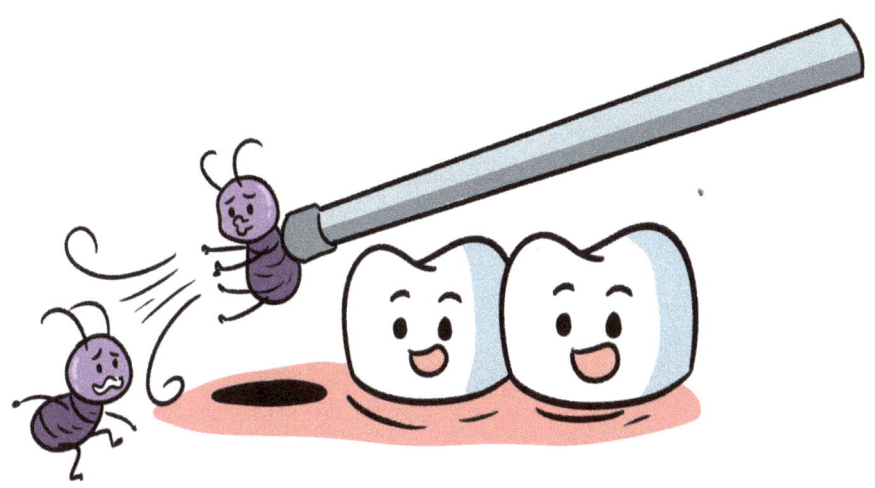

Si tienes una carie, tu dentista puede usar un silbato de agua con un sonido suave para ayudar a eliminar los bichos y repararla.

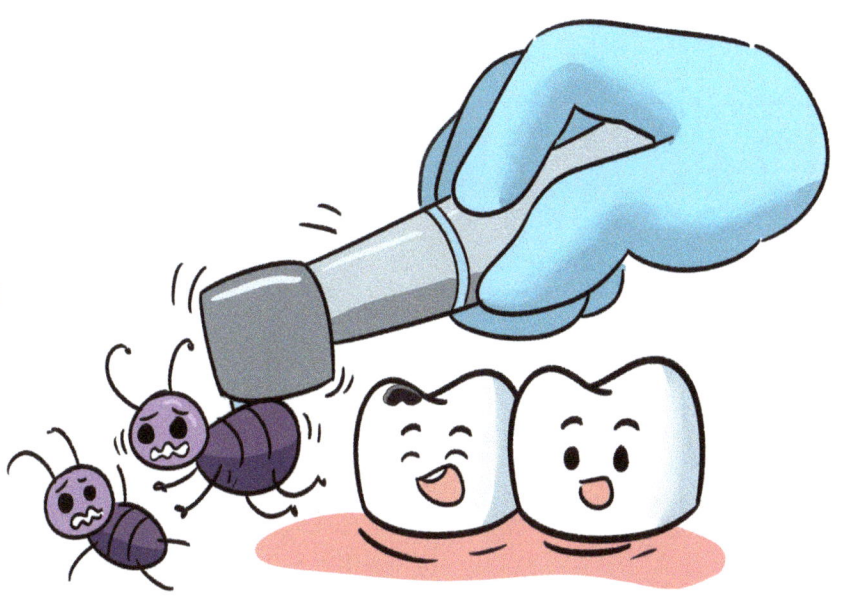

Reparar y llenar una caries a veces puede ser complicado porque los bichos del azúcar pueden esconderse en lugares difíciles de alcanzar.

Cuando eso sucede, puede que te pongan algo de medicina en las encías para adormecer esa parte de tu boca y lengua para que no sientas nada.

La medicina se siente como un pequeño pinchazo rápido.

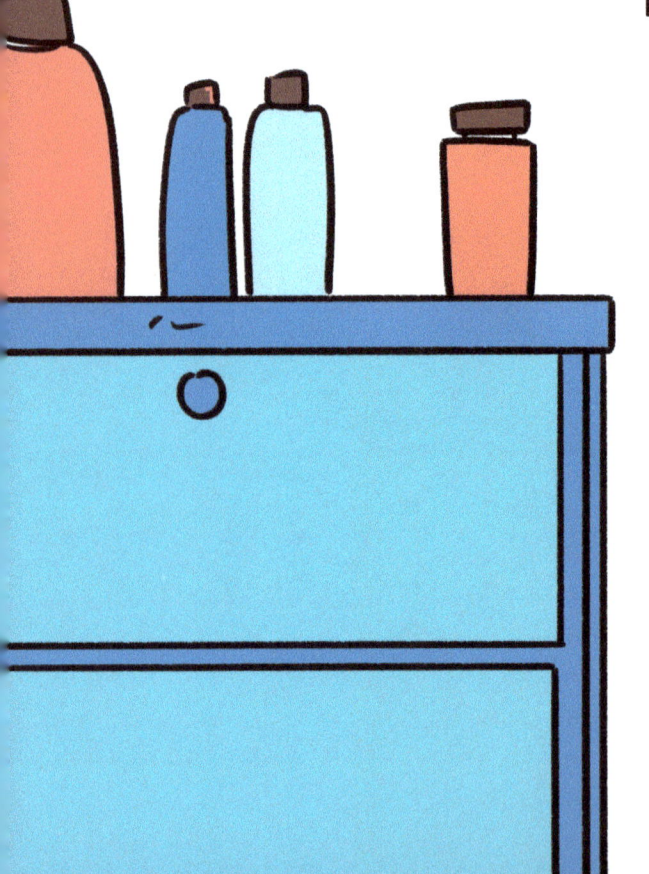

Respira profundamente (buena medicina adentro) y exhala (bichos malos afuera).

¡Eres muy valiente en esta lucha contra los bichos del azúcar!

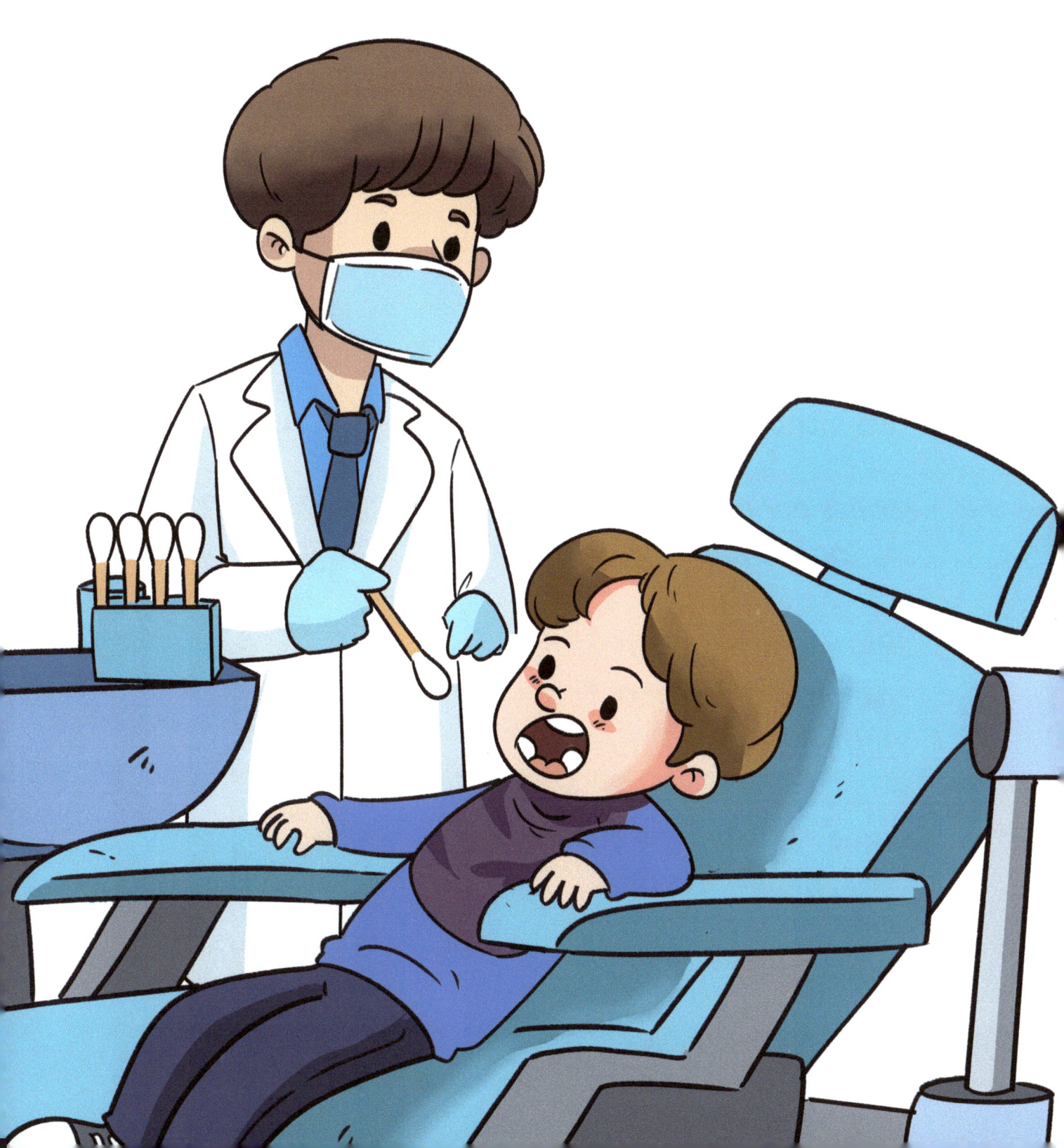

Algunos niños pueden necesitar respirar "gas de la risa" para ayudarlos a relajarse mientras el dentista limpia la caries y los bichos del azúcar.

¿Sabes por qué se llama "gas de la risa"?

¡Porque te hace *reír* y sentirte *gracioso*, *risueño* y *relajado*!

Así que, si te dan gas de la risa, ¡no olvides reír!

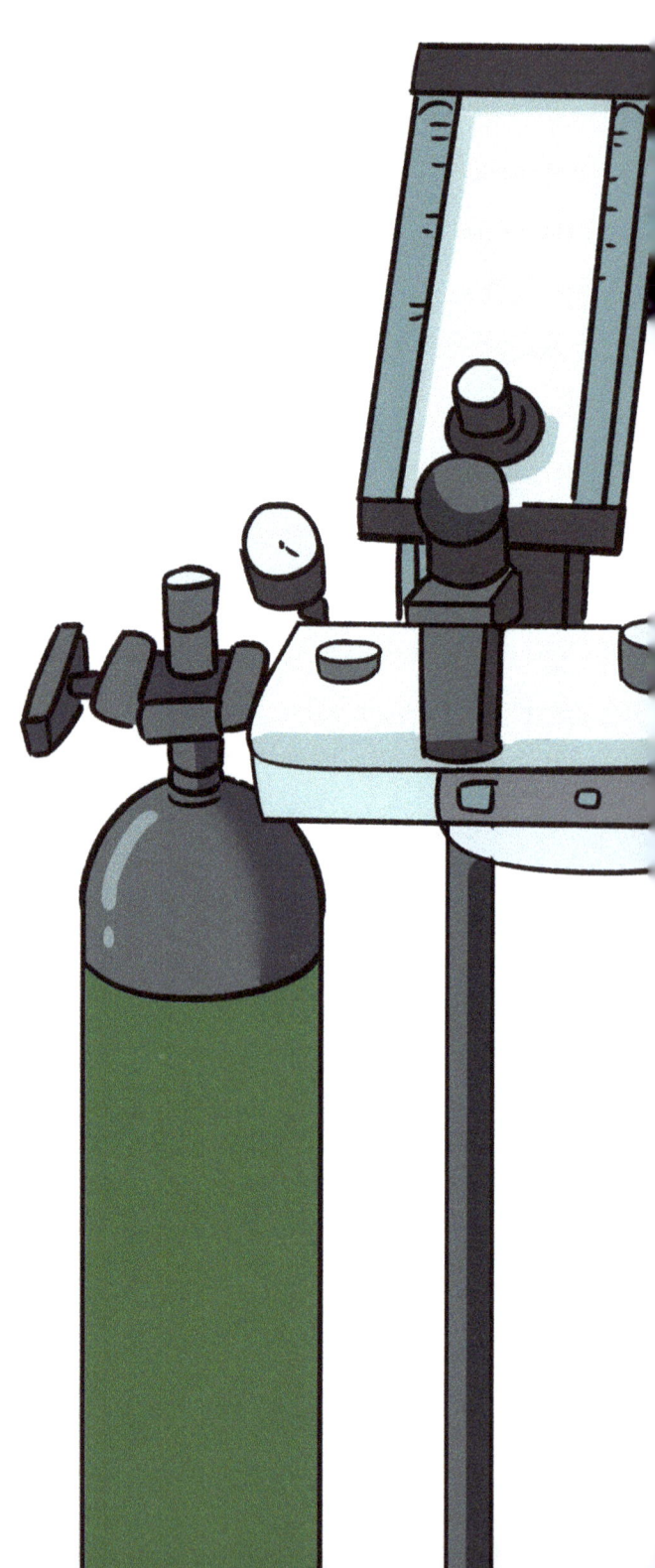

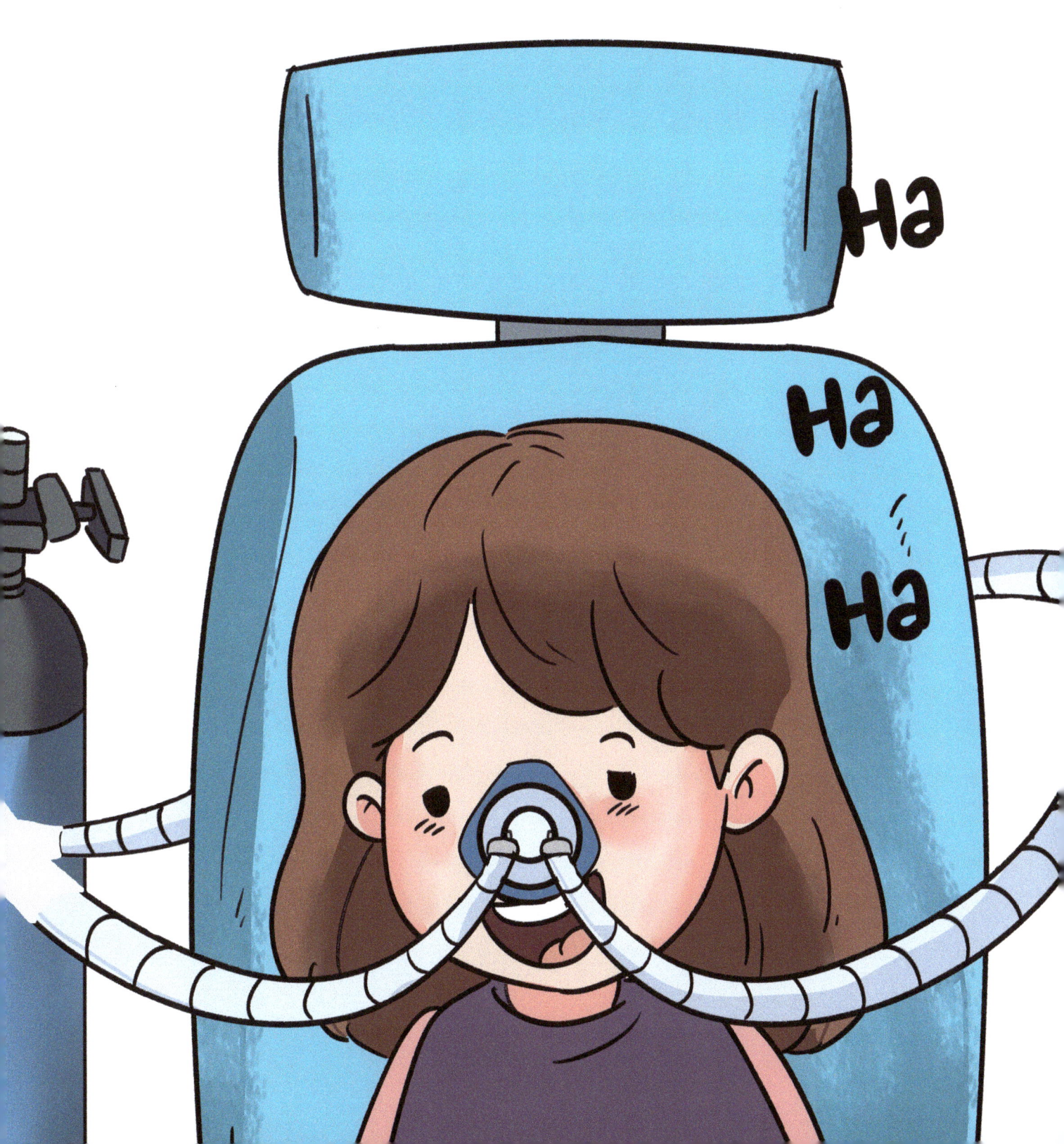

Por último, pulirán tus dientes para dejarlos extra limpios y brillantes. Luego podrás enjuagarte la boca y escupir el agua, igual que cuando te cepillas los dientes.

En poco tiempo, tu dentista habrá terminado.

¡Todos en la sala verán lo valiente que has sido y estarán muy orgullosos de ti!

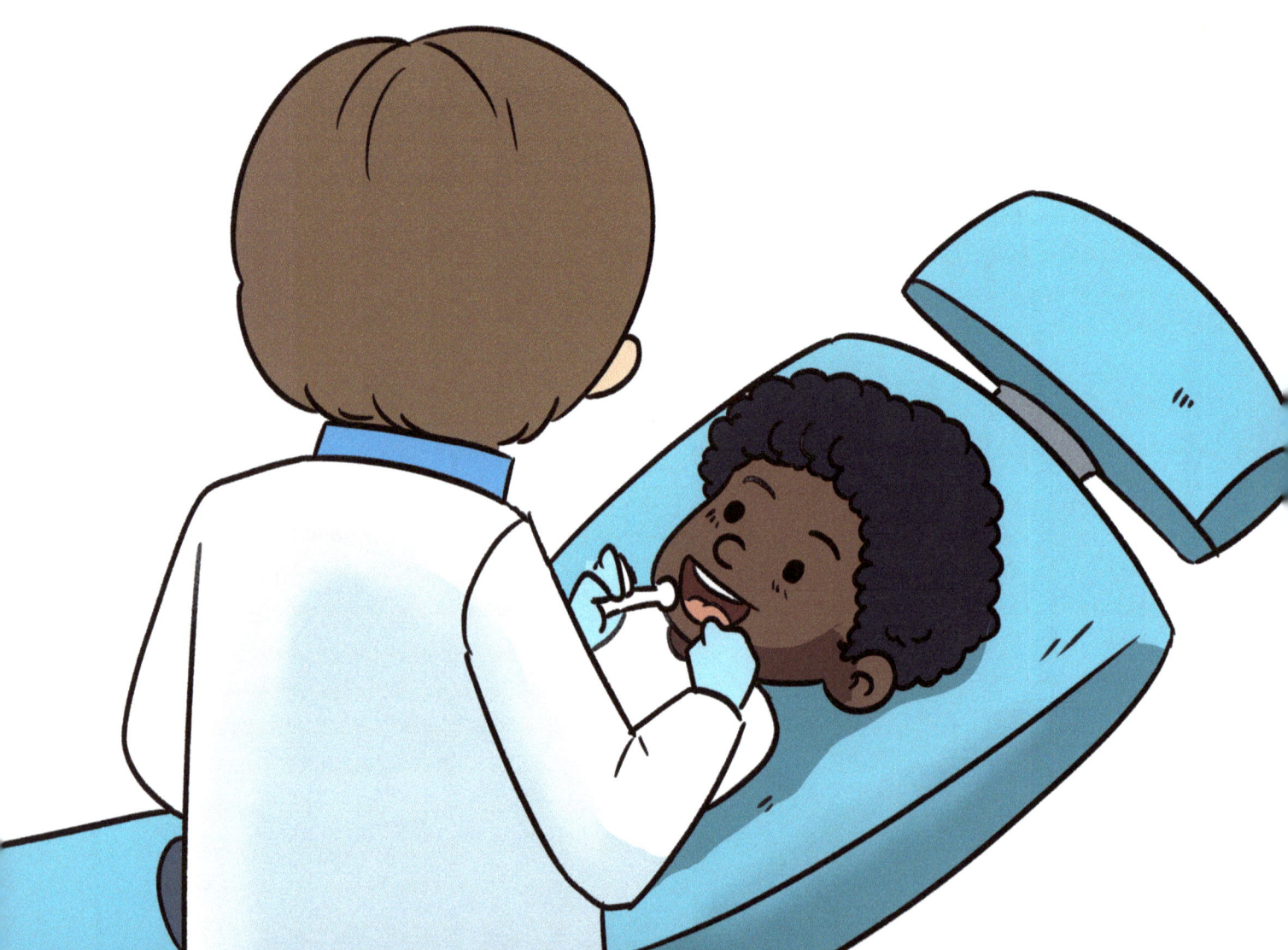

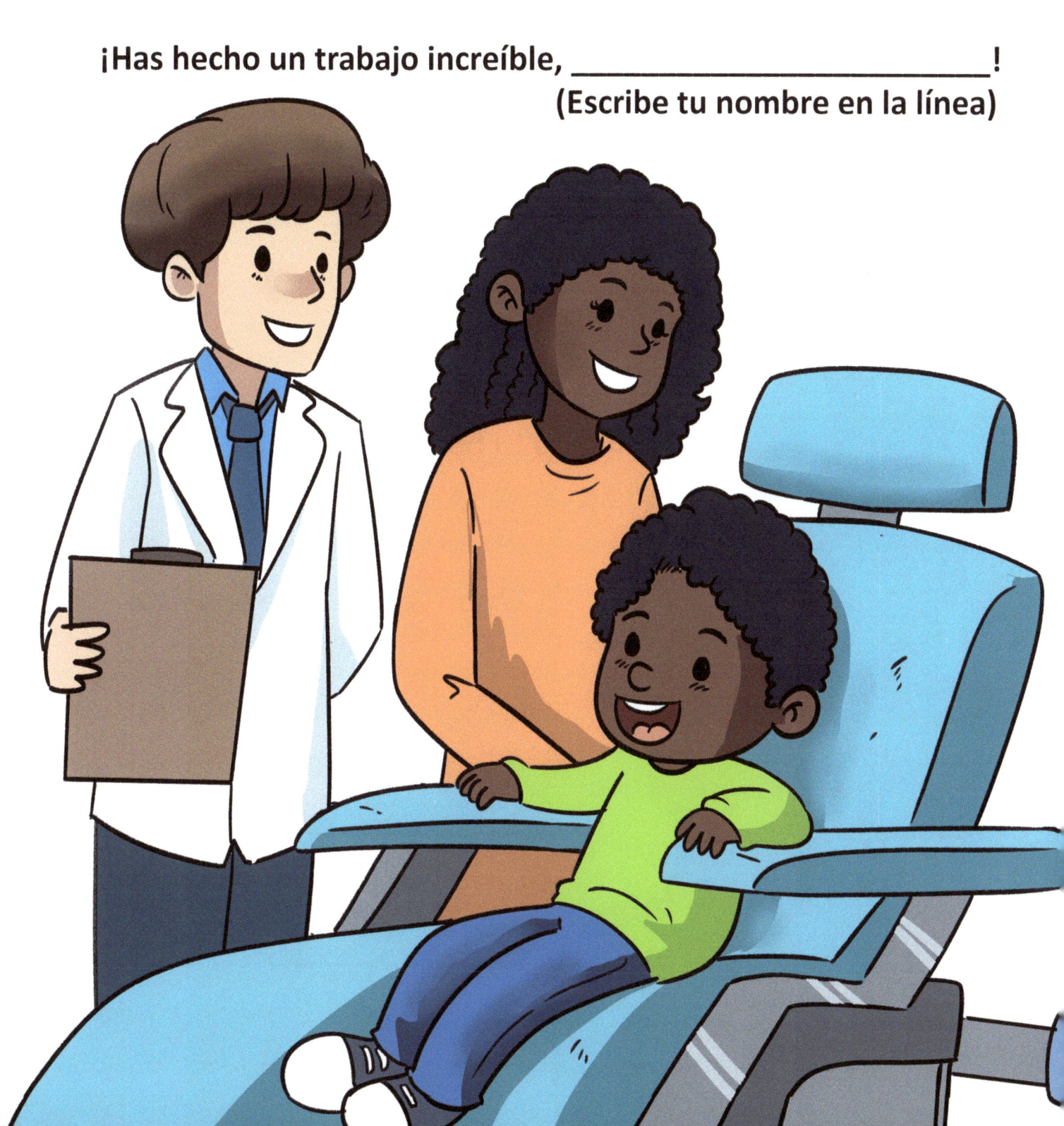

Puede que todavía no te sientas al 100% y esa parte adormecida de tu boca tomará un tiempo en despertar.

Así que, tómalo con calma y *relájate* por ahora.

Sin embargo, puedes empezar a planear lo que te gustaría comer cuando tu boca despierte de su siesta.

Empieza haciendo una lista aquí:

_____

_____

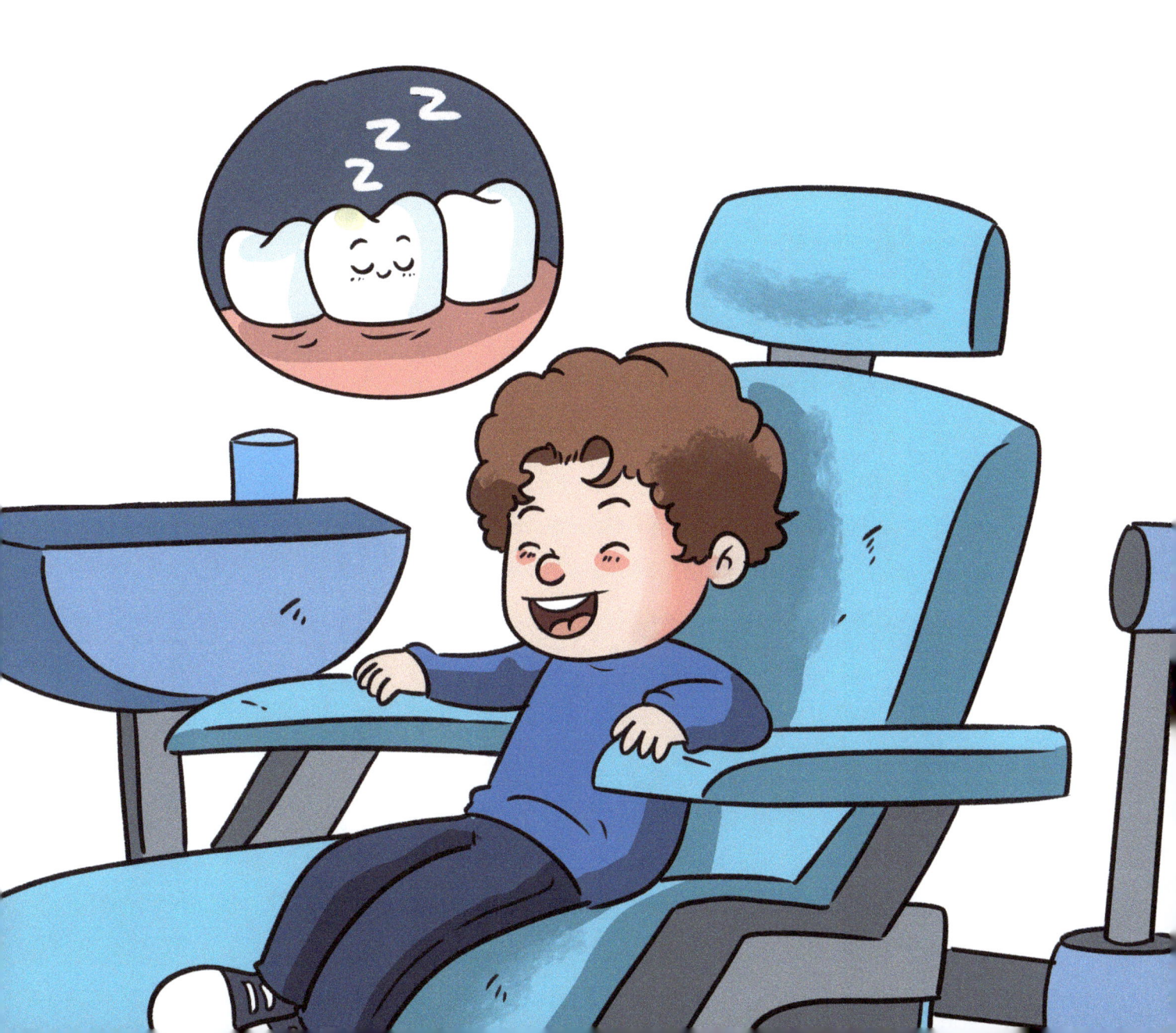

Tu aventura en el dentista está casi terminada.
Antes de irte a casa, recibirás un cepillo de dientes nuevo y
pasta dental de parte de tu dentista.

¿Qué color de cepillo de dientes recibirás?

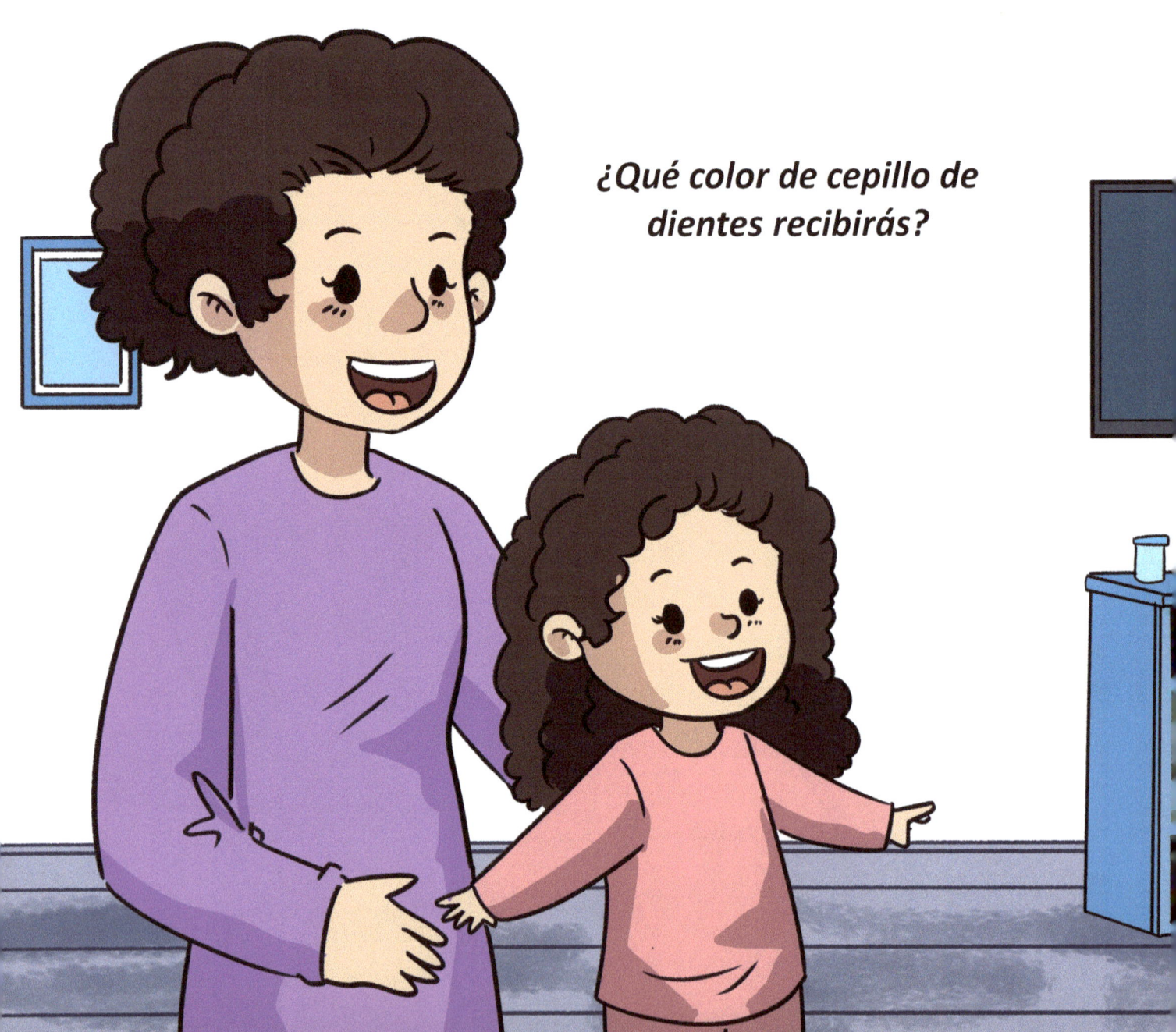

Encierra en un círculo el color de tu nuevo cepillo de dientes a continuación.

rojo   verde   amarillo   azul   rosa   naranja   morado

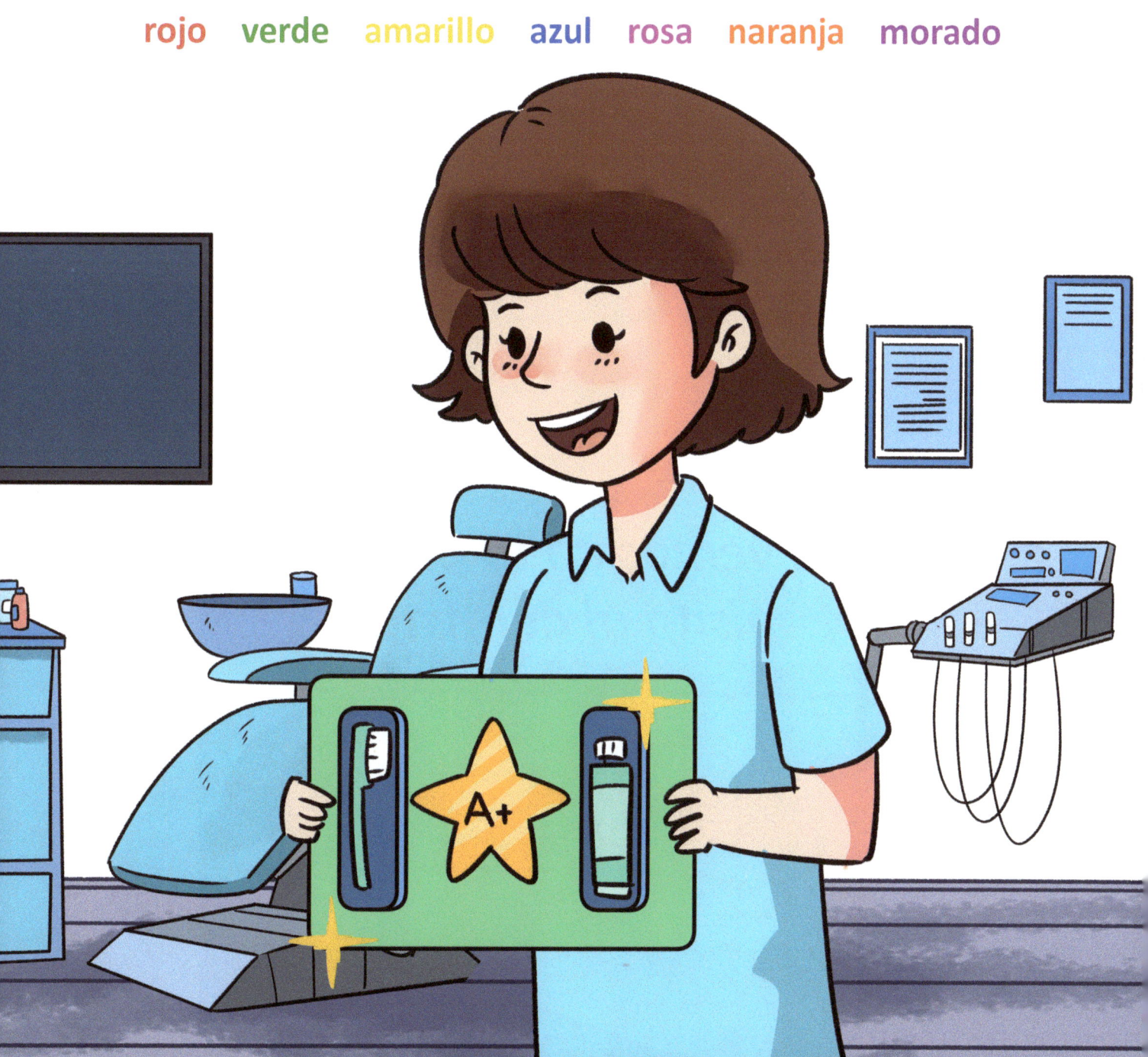

Ahora que sabes cómo cuidar mejor de tus dientes, ¡feliz cepillado y uso de hilo dental!

No olvides mostrar tu hermosa sonrisa.

¡Te vemos en tu próxima visita al dentista!

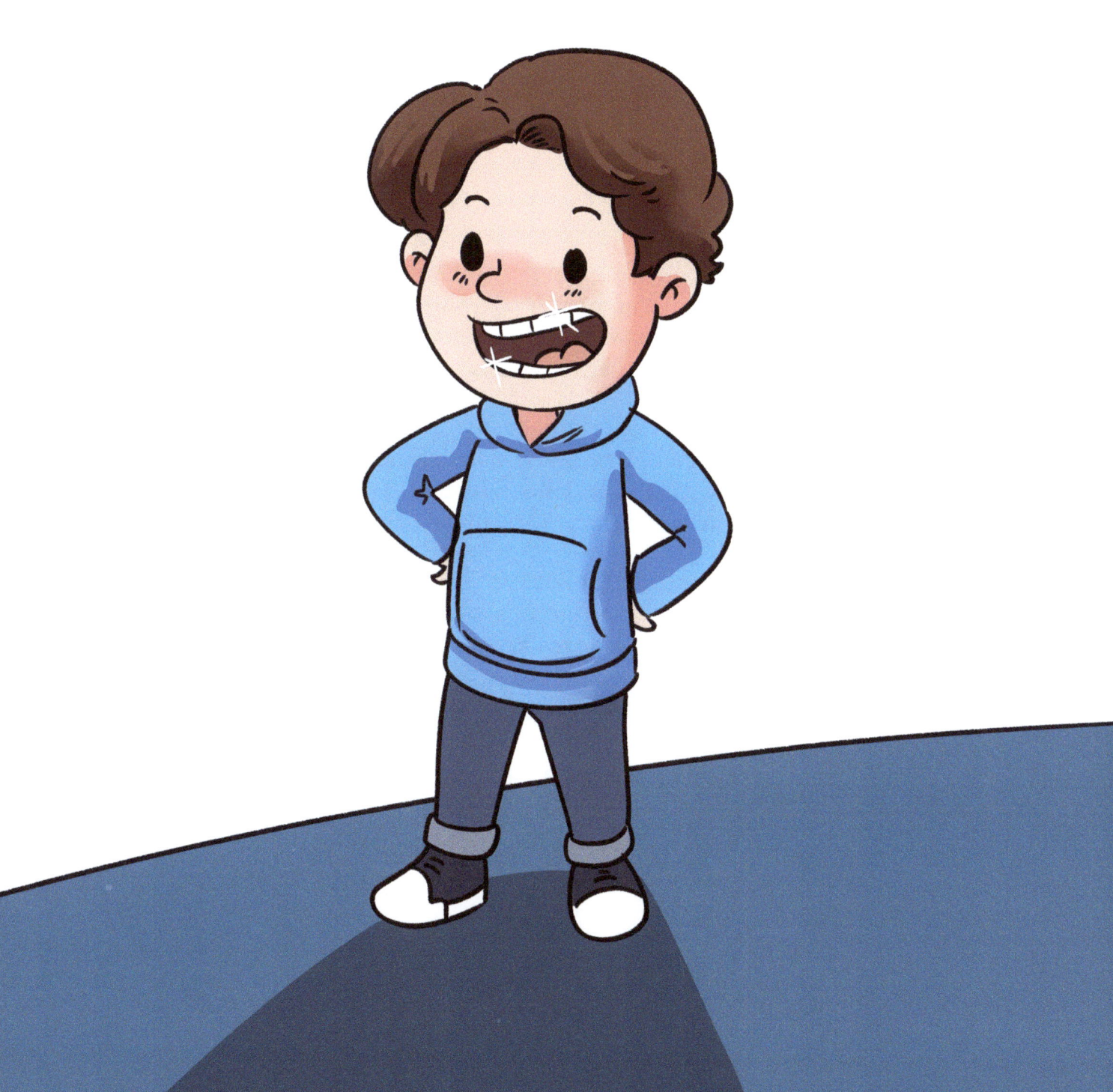

Aviso Legal

Por favor, ten en cuenta que las ilustraciones no están dibujadas a escala.

Este libro está escrito con fines informativos, educativos y de crecimiento personal y no debe usarse como sustituto del asesoramiento médico.

Consulta con el dentista de tu hijo(a) si necesita atención médica y para asegurarte de que la información en este libro se ajuste a la condición y necesidades médicas de tu hijo(a). No puedo garantizar que lo que experimenta tu hijo(a) sea exactamente lo que se discute en este libro.

El autor y el editor no son responsables, ya sea directa o indirectamente, de cualquier daño, pérdida monetaria o reparación debido a la información contenida en este libro. Al leer este libro, los lectores aceptan no responsabilizar al autor ni al editor por cualquier pérdida como resultado de errores, imprecisiones u omisiones en este libro.

Por favor, ten en cuenta que la experiencia de tu hijo(a) depende de la ubicación, las instalaciones, su condición médica y el equipo de atención médica. Utiliza este libro junto con el asesoramiento del dentista de tu hijo(a). Gracias.

¿Este libro ilustrado ayudó de alguna manera a tu hijo?
Si es así. ¡Cuéntame sobre su experiencia!

www.amazon.es/gp/product-review/B0DRWGHQ1D

Para otros títulos de libros, puedes visitar:

www.fzwbooks.com

Conectar con el Autor

Correo electrónico: books@fzwbooks.com

facebook/instagram: @FZWbooks

Acerca de la Autora

La Dra. Fei Zheng-Ward es una anestesióloga clínica que comprende la aprensión que pueden tener los pacientes (tanto adultos como niños) ante su próxima cirugía. Su objetivo en sus libros médicos es brindar información útil a los pacientes para que tengan una mejor comprensión y aprecio de lo que sucede antes, durante y después de la cirugía. Quiere que los lectores se sientan más capacitados para tomar decisiones informadas y se sientan más tranquilos con su cirugía.

Como médica en ejercicio, se enorgullece de ser respetada por su atención al detalle, su compromiso de brindar atención compasiva y personalizada al paciente, y su firme presencia en la defensa del paciente en el período perioperatorio para cada uno de sus pacientes. Comprende la importancia del bienestar físico y emocional, y aboga por la autonomía del paciente.

Además de su práctica clínica, la Dra. Zheng-Ward está activamente involucrada en la educación médica y contribuye a revistas médicas y conferencias estatales y nacionales.

Es una autora galardonada por su libro titulado "**What to Expect and How to Prepare for Your Surgery**".

Más sobre la Dra. Fei Zheng-Ward:

- Anestesióloga Certificada por la Junta de Anestesiología de los Estados Unidos

- Residencia en Anestesiología en The Johns Hopkins Hospital en Baltimore, MD

- Maestría en Salud Pública (MPH) de Dartmouth Medical School en Hanover, NH

Más Libros de la Autora

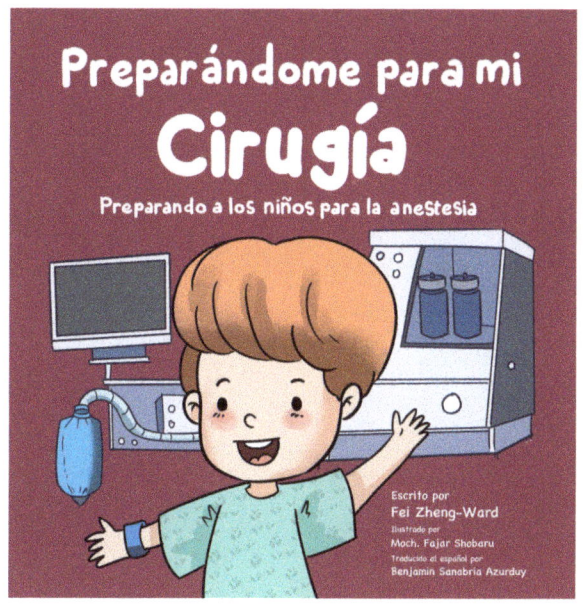

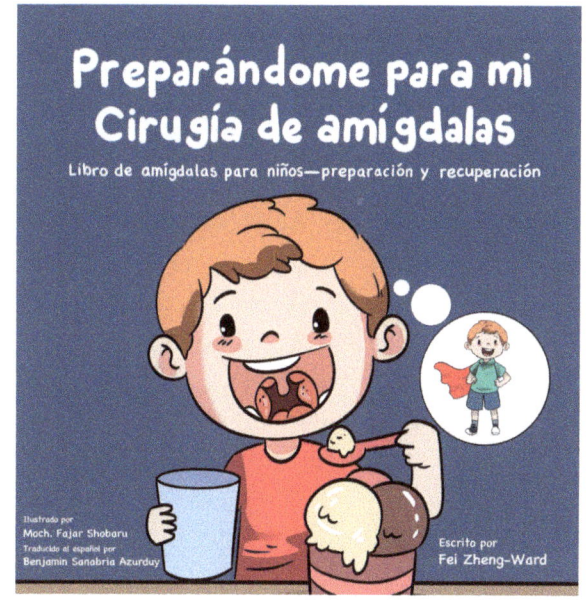

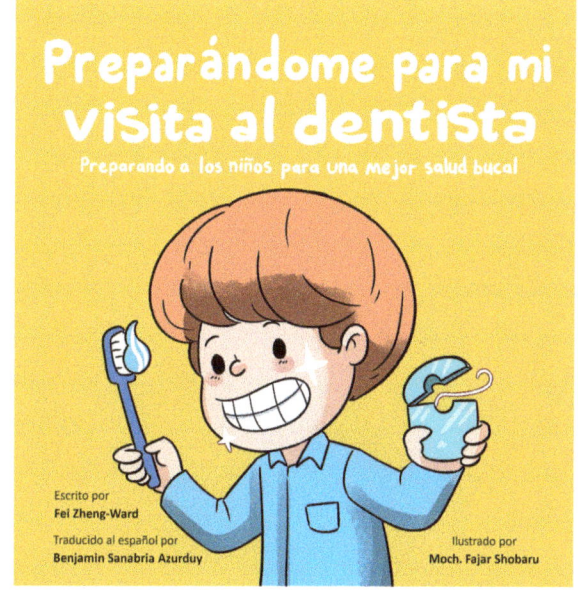

www.ingramcontent.com/pod-product-compliance
Lightning Source LLC
Chambersburg PA
CBHW040000040426
42337CB00032B/5172